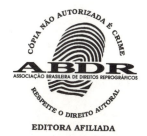

EDITORA AFILIADA

Dados Internacionais de Catalogação na Publicação (CIP)
(Câmara Brasileira do Livro, SP, Brasil)

Briganti, Carlos Rosário
  Psicossomática : entre o bem e o mal / Carlos Briganti. — São Paulo : Summus, 1999.

  Bibliografia.
  ISBN 85-323-0675-6

  1. Medicina psicossomática 2. Psicologia 3. Psicoterapia I. Título.

99-0596   CDD-616.08

Índices para catálogo sistemático:
1. Medicina psicossomática   155.937
2. Psicologia e medicina psicossomática 616.08
3. Psicossomática : Medicina 616.08
4. Psicoterapia e medicina psicossomática 616.08

CARLOS R. BRIGANTI

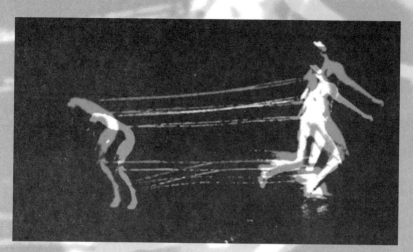

Psicossomática
entre o bem e o mal
Reflexões sobre a identidade

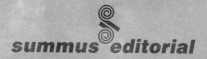

summus editorial

PSICOSSOMÁTICA ENTRE O BEM E O MAL
Copyright © 1999 by Carlos R. Briganti

Capa:
Teresa Yamashita

Proibida a reprodução total ou parcial
deste livro, por qualquer meio e sistema,
sem o prévio consentimento da Editora.

Direitos desta edição reservados por
SUMMUS EDITORIAL LTDA.
Rua Cardoso de Almeida, 1287
05013-001 — São Paulo, SP
Telefone (011) 3872-3322
Caixa Postal 62.505 — CEP 01214-970
http://www.summus.com.br
e-mail:editor@summus.com.br

Impresso no Brasil

Sumário

Primeira Página 7
Apresentação 9
Sinopsis — Gregorio Baremblitt 15
Prefácio — Sergio Bettarello 19
I. Abertura 21
II. Julgar é preciso! 30
III. Masoquismo e engajamento? 38
IV. Caso do homem do apito 46
V. Sobre instituições ou a incrível armada do Exército de Brancaleone ou a globalização pós-antiga 53
VI. Pequenas palavras sobre o fim da Instituição ou do Estado-nação 61
VII. Influências e contribuições do pensamento reichiano à psicossomática 68
VIII. Superman! 76
IX. Uma outra introdução 84
X. Conversas sobre o corpo psicossomático 93
XI. Cotidiano de uma clínica. *Pero no Mucho* 104
XII. Amnésia de pescador 107
XIII. O sonho da psicossomática 115

XIV. *Start* de um penúltimo laboratório, ou onde fica
San Andrés?... 124
XV. Reflexões psicossomáticas corporais........................ 129
XVI. A psicossomática de Groddeck.................................. 140
XVII. Movimento da psicossomática — visão psicanalítica..... 158
XVIII. Psicossomática interdisciplinar................................. 161
XIX. Em cima do telhado... 177
XX. Um pouco de sexualidade psicossomática................ 182

Primeira Página

Tendo eu visto que todas as coisas de que me arreceava ou temia não continham em si nada de bom nem de mau senão enquanto o ânimo se deixava abalar por elas, resolvi, enfim, indagar se existia algo que fosse um bem verdadeiro e capaz de comunicar-se a todos e pelo qual unicamente, afastado tudo o mais, o ânimo fosse afetado; mais ainda, se existia algo que, uma vez encontrado, me desse para sempre a fruição de uma alegria contínua e suprema.

Espinosa
Abertura — Tratado de correção do intelecto

Apresentação

Todo livro demanda a busca de um desejo. Este não pode ser realizado sem a participação e colaboração de amigos. Com eles reaprendi o valor da amizade, o entusiasmo pela empreitada, encorajado pela ousadia.

Gostaria de iniciar meus agradecimentos pela turma do Movimento Interdisciplinar de Psicossomática — MIP. Reunimo-nos às quintas-feiras à noite, e após aulas teóricas mescladas com apaixonadas discussões filosóficas, políticas etc. encerramos com um chope regado a uma "galinha atropelada", cognominada "frango à passarinho" do velho Bolinha.

Nesse clima de descontração, alívio, carinho e participação, a idéia da *Psicossomática entre o Bem e o Mal* foi sendo lentamente construída. Nietzsche, Espinosa, Kant, Lawrence, Reich, Groddeck, Freud, Deleuze, Guattari faziam nossas cabeças. O julgamento, a ética, a inscrição do devir, as construções do bem e do mal, a rostidade, a subjetividade, as raízes virtualizadas em gramíneas entrelaçando-se e dando forma infinita de nossas dúvidas, anseios, buscas, fugas, mapeamentos...

Sob a ilusão do bem-viver, gostaríamos de trilhar a esperança de encontrar-mo-nos além do bem e do mal, mas a experiência de 28 anos de trabalhador como clínico-psiquiatra-psicoterapeuta, de vivências institucionais, de fracassos, sucessos, muita experiência adquirida, preferi inserir a Psicossomática *entre* o bem *e* o mal.

Talvez, essa posição de entre, raramente eqüidistante, possibilite o diálogo da controvérsia, da dúvida, do respeito. Entre o bem e o mal, reconhecemos como humano o elogio pela calúnia, difamação fácil, fofocas, o aplauso fingido, o sorriso matreiro, o abraço amigo até do urso... afinal, a mentira é parte do humano. Tão onipresente, que só um grande mentiroso colocaria em dúvida seu grau de importância nas almas e cotidianos humanos, ou subjetividade.

Sergio Bettarello, velho amigo guardado a sete chaves em meu coração, aderiu à idéia de formarmos um grupo de estudos em psicossomática e, com seu entusiasmo de sempre, tornou-se possível a construção de um espaço-movimento de estudos, pesquisas, simpósios, vídeos, teatros etc. Construiu-se um movimento múltiplo e interdisciplinar.

Os participantes da turma do MIP vêm de diferentes escolas: dentistas, engenheiros, sociólogos, enfermeiros, psicólogos, administradores de empresa, farmacêuticos, médicos etc. Antônio Cortese, Abrão Goldstein, Mirtis Toledo, Lia Sampaio, Vera De Laurentis, Cassandra Corvello, Mathilde Neder, Ricardo Marun, Solange Almeida, Marlene Constantino, Sara Bucci... todos irmanados no desejo de produção, com alegria, entusiasmo, e acima de tudo com o espírito livre na arte da amizade, do estudar e no dialogar em direção ao ato construtivo do compreender.

É um grupo comum em sua essência, e isso o torna fascinante. Não somos os donos do apocalipse, muito menos guardiãs da verdade. Respeitamo-nos considerando as diferentes visões que cada um pode ou consegue ter. *La vita é cosi!* Brigas necessárias, desencontros pertinentes e impertinentes, constroem a sensualidade necessária ao ato de aprender em vida. A paranóia do saber e, seu filho maldito, poder, como em qualquer grupo humano apareceu, porém foi diluída no abraço do coleguismo.

Esse livro é parte desse fluxo por mim apreendido. Muitos dos textos aqui publicados emergiram dos momentos de reflexão que passamos juntos. Depois suportaram a leitura dos mesmos. Emitiram opiniões. Acrescentaram a possibilidade de crescimento. Minha sorte de pertencer a um grupo desse...

Quero agradecer também ao prof. dr. Gregório Baremblitt. Homem honesto, sábio de sagazes bruxarias, entusiasta do ensinar a viver. A ele devo a possibilidade de visualizar um outro universo. Eu caminhava atrelado a instituições perversas, em que o saber confundia-se com o poder. Sabemos que a luz nem sempre passa por onde encontra-se o lente, às vezes. Outras, o lente encontra-se cego pelo lugar do poder para exercitar o aprendizado: o importante é ser importante.

Infelizmente para todos, a grande maioria das instituições deixou de lado a transmissão do saber, transformando-se em transmissora de uma particular ética do poder. As nossas instituições da arte do ensinar encontram-se muito longe da *Paidea*, extraordinariamente desenvolvida no clássico de Werner Jaeger. No início de seu trabalho, ele escreve: "*Todo povo que atinge um certo grau de desenvolvimento se sente naturalmente inclinado à prática da educação. Ela é o princípio por meio do qual a comunidade humana conserva e transmite a sua peculiaridade física e espiritual... Primeiro de tudo a Educação não é uma propriedade individual, mas pertence por Essência à Comunidade...*" Nossas atuais instituições em nada diferem de um partido político, em que o aconchavo e a perda da dignidade humana sob a forma do des-caráter tornam-se o lugar da rotina. Trair o colaborador próximo é louvado como inteligência; apunhalar o outro para o cargo acima é a regra; aliciar o burocrata para o uso de benefício próprio é a máxima etc. O "chefe" de qualquer uma dessas atuais instituições luta para poder permanecer no poder, no cargo de "chefe", tendo como hercúleo trabalho o de abandonar o princípio mínimo e básico que um dia existiu em seu caráter: o de possuir um sonho de um mundo melhor por devir.

O chefe semi-eterno, enquanto dura, permanece exercendo sua ditadura, independentemente de ser de boa ou má qualidade, será sempre uma Dita e Dura. Os jovens "formados" dessa maneira particular do existir aprendem e transmitem mimeticamente a arrogância, a prepotência, o aconchavo, o "puxa-tapetes", a deslealdade, o puxa-saquismo e outras artes politicalhescas. Do estuário aos cacoetes do chefe, o pior dos feitos é — de resultado sempre infeliz —a regra do mal viver a vida dentro e fora das instituições.

A maior das artes do mestre é a de transmitir sob a disciplina da liberdade e respeito, a de reconhecer o saber. A maestria dos mestres: a de tornar um aluno em discípulo, e de transformá-lo maior que o mestre. Porém a ditadura encontra-se infinitamente distante desse propósito. Seu espaço claustrofóbico gera um sistema fechado, autoritário, sem a respiração livre do ar, conduzindo suas garras em direção às vítimas de sempre: os indefesos pobres doentes que têm de submeter-se à "verdade" ditatorial, mesmo que às vezes ditas científicas.

Aos poucos, muito devagar retornaremos ao hábito do convívio democrático. Faz pouco, muito pouco tempo, que as botas saíram de cima das universidades. Transformaram-nas em feudos condizentes com a "verdade ditatorial". As universidades, nesse período crepuscular brasileiro, transformaram-se em porta-voz do poder corrompido. A maioria das "chefias" confundia-se com o "coronel" ato tropical. Um triste exemplo: "Estudos brasileiros" era matéria obrigatória, ministrada segundo a óptica pervertida do poder sob o comando das oligarquias. Pobres aprendizes de estudantes fomos nós, brasileiros. Poucos escaparam da inscrição estúpida do positivismo militar a serviço de um projeto que foi integralmente sustentado nos porões das torturas. O medo de ser alcunhado de comunista, a ignorância da frase "Brasil, ame-o ou deixe-o", empobreceram, asfixiaram o pensamento. Pobre América Latina. Destruiu-se em trinta anos o que tínhamos de mais precioso: os mestres. As instituições, lentamente, infelizmente muito lentamente, retornarão aos trilhos da liberdade do pensar, e da construção possível da dignificação humana: o ensino com mestres livres na arte de refletir os pensamentos... É uma longa caminhada.

Os estudantes retornarão à interdisciplinaridade e à multidisciplinaridade: o teatro, a música, o esporte, o trabalho, os encontros literários, o encontro com líderes de diferentes opiniões, o encontro de trabalhadores das mais diversas áreas e níveis, construindo o projeto do homem, isto é, o espírito universitário. É dele que num futuro nascerá o homem menos preconcebido em relação ao outro, aprendendo, assim, a ouvir o outro de diferentes opiniões, crenças, mitos. Será possível criar o homem futuro despido do ditador, ou seja, o construtor dialogável. Daí então poderemos reconstruir o diálogo da esperança em relação ao trabalho e à dignidade do amor; seremos capazes de conviver com as diferenças e respeitar todos os seres que compartilham nosso universo.

A gota microcósmica surgiu com o MIP, num primeiro simpósio "Novos paradigmas sobre a subjetividade", realizado sob os auspícios do Hospital Alemão Oswaldo Cruz. Lá, encontravam-se profissionais de primeira grandeza, trabalhadores honrados, dignificados pelo que exercem em luta, dedicação e trabalho, os drs. Carol Sonenreich, Antonio Cesarino, Regina Favre, Waldemar Fernandes, Rogério da Costa, Magui de Carvalho, Mathilde Neder, Gregorio Baremblitt, Luis Tatit, Carlos Aricó, Isabel Marazzina, Luis Carlos Nogueira, Valter Felipe, Eva Zoppi. Aprendemos, passando horas agradabilíssimas, que o convívio profissional dentro da atitude democrática é vivificado pela transmissão da experiência individual e do saber.

Esse livro se pretende como exercício democrático intelectual. Cada leitor escolhe aleatoriamente a forma como deseja lê-lo. Há capítulos dedicados à clínica psicoterápica, outros dirigidos à reflexão do trabalho corporal, ao mestre Groddeck, ao cotidiano da clínica psicoterápica, às questões da subjetividade, outros sobre as questões da construção da moralidade...

Os leitores irão encontrar alguns capítulos com comentários emitidos por colegas que registraram suas idéias e opiniões. A esses amigos André Gaiarsa, Antonio Cortese, Denise Ramos, Gregorio Baremblitt, Lia Sampaio, Liane Zink, Léa Cardenutto, Magui de Carvalho, Regina Favre, Sergio Bettarello, Vera De Laurenttis, pelo carinho com que o fizeram, contribuindo de uma forma maior para todos nós leitores, o meu grande desejo: um beijo em seus corações! Foi mais um exercício de colocarmos o texto ao alcance de todos. Retiramos do autor a cátedra da exclusividade.

Os capítulos entrelaçam-se mediante a idéia de uma construção infinda. A ordem é estabelecida pela prioridade que o leitor confere. Espero que essa ordem seja melhor que aquela intencionada pelo autor. Que cada leitor, assim como o autor, seja arquitetado pelo agenciamento das diferentes idéias.

Sinopsis

Dr. Gregorio Baremblitt

Cuando mi "tradicional" amigo Briganti (seria inadecuado decir "viejo amigo"), me solicitó escribir esta "Sinopsis" de su libro, tuve una pequeña crisis de incopetencia. Como redactar una visión, a la vez panorámica y sintética, de una escritura versátil, ágil, polívoca y atípica? Este texto es el de un psicoterapeuta, corporalista, psicosomatista, institucionalista, literato; talvez la expresión de un devenir intempestivo y enteramente original que a agenciado todas esas "antiguas" identidades en un sentido asombrosamente nuevo. "Sinopsis de Isso?" (Como diria Groddeck, tan dignamente reaprovechado por Briganti.)

Poco después me tranquilizé cuando el Autor me dijo: — "Escriba lo que quiera" — haciendo justicia a su propuesta de una plena Democracia Intelectual.

Ahora bién: cuando leí el agradecimiento que me dedicó, diciendo de mi, entre otras cosas, que yo era un "hombre honesto", mis últimas resalvas acabaron espallafatosamente.

No soy tan "honesto" como para no ser sensible a un elogio, particularmente si el mismo viene de un amigo entrañable, dotado de una calidad tan especial. Pero dentro de la escala de valores a los que la citada fragilidad me hace vulnerable, un título de "honestidad" es tal vez el único al que realmente he aspirado toda mi vida. Agradezco enfáticamente a Dr. Briganti por ésa calificación y espero honrarla en las lineas que siguen.

Me tomaré la libertad de "hacer sinopticamente" a éste interesantímo libro, algunas ideas que, se apenas la repetiese en su própio len-

15

guaje, no aportarían nada al exhuberante mensaje que el mismo contiene. Por otra parte, reconozco el peligro de " hacerlo decir" solo lo poco que yo tengo para aportar al respecto de su tema principal.

Pero cómo intentar decirlo?

Guardando las astronómicas distancias que me separam de otros cultores del género, tratar de decir: Aforismos.

Afirmar que *el Cuerpo Habla* es casi como sostener que, por el momento: el clitoris es un "pene pequeño", los niños "son adultos enanos", o las comunidades primitivas son "sub-desarrolladas".

Sospechar que el Lenguage *Cuerpea*, si es una idea propia de un proyecto reformista, se propone volver al Ideograma para el placer y el lucro de los decifradores: si es la consigna de una Utopia Activa Revolucionaria, implica no hablar nunca si no es *Cuerpo a Cuerpo*.

Postular que el *Cuerpo tiene Razones que la Razón no entiende* exige entender que a Razón nació desencorpada y es apenas lo que resta del Poliverso del Cuerpo, cuyo raciocinio fué borrado del mapa por un embajador renegado.

Nadie sabe lo que puede un Cuerpo, há escrito Espinoza. Esa frase casi se há torado una conversa fiada de intelectualoides. Al parecer no se siente que lo que Espinoza quiso decir es: *Cuerpo es todo aquilo que Puede... aunque no le sepa... y aunque no sea Nadie, en especial.*

Freud decia que os niños son *Perversos Polimorfos*. Eso significaba que su erotismo versa por toda y cualquiera de las partes de su *Cuerpo*. Es decir: que cumplen con lo que su existencia requiere de ellos *disfrutando de cada uno de sus actos y funciones*. Que los adultos-maduros no lo consigam, exige reformular el citado diagnóstico: los adultos son *perversos oligomorfos*, los niños son *poliversos holdomorfos*. Si se acostumbra a decir que *el hombre propone y Dios dispone*, bien se puede suponer que *el cuerpo* es capaz de inifintas propuestas, el mondo cane en el que vivimos acepta solo algunas. Sublimación es Resignación.

La escrita post-moderna de la Galaxia Clobo y de la Galaxia Bill Gates, es la de un Dios browniano vertiginoso y obsceno que solo sabe calcular y exhibirse para-gloria-exponencial-de-si-mesmo.

No se es un Cuerpo, ni se tiene un Cuerpo, se deviene cuerpo o se deviene "nada".

La Corpolatria Post-Moderna há cambiado el lema griego. En vez de *Mente sana en Cuerpo sano* ahora es *Cuerpo Perfecto en mente rarefecta.*

La propriedade privada del Cuerpo, Derecho Fundamental de las Democracias Burguesas, consiste en la libertad de comprarlo y de venderlo a su mejor postor.

Es apasionante saber que acontecerá cuando se consiga efectuar transplantes *totales*. Se los llamará *transplantes de Mente* o *Transplantes de Cuerpo*, como dicen los brasileiros: cual será el Cavalo y cual La Entidad?

Cuando seamos capaces de sentir en el Cuerpo dos colores y placeres del Cuerpo de Humanidad, seremos Super-Hombres.

La Medicina Psicosomática fué una lucha y un avance considerable. Pero si se lee con cuidado los Programas de Estudio de las Facultades de Medicina y se toma en serio las diversas asignaturas (Medicina Social, Medicina Preventiva, Medicina de la Familia, Medicina y Educacion etc.), si llegará a una conclusión asombrosa: O Todo eso es Medicina... o Nada lo es. Cada desarrollo aislado de *Una* de esas especialidades, o apenas la combinacion de los de ellas, es invarablemente, Medicina Ortopédica. Dà la impresión de que la única Medicina sincera e integral es la del Genocido contínuo.

El empleo de metáforas Médicas en el discurso economico, político e ideológico, plantea un problema epistemológico intrigante: La *Explotacion, la Dominacion y la Mistificacion del Hombre por el Hombre, son Causa o Efecto de Enfermedades?* Y, por inversa: las llamadas enfermedades *psico-eco-socio-somáticas* (o sea TODAS), *son causa o efecto de la Explotacion, dominacion y mistificacion del hombre por el hombre?* Al final, éste problema parece ser del campo de la Zoologia Burra: que es primero: el huevo o la gallina?

Cuando los niños tienen miedo de ir al médico, muestram una lucidez tan aguda cuanto incompleta. De ellos cabe decir, al mismo tiempo: *El miedo nunca es tonto*, pero también: Perdonálos, Señor, porque *No Saben Lo Que Temem*, o mejor aún: *En Ese Asunto, Todo Miedo Es Poco*.

Ultimamente parece que cada vez más Médicos, Psicólogos, Enfermeras etc. presentam un nuevo Síndrome: el *AIDS (AGUDA INSEGURIDAD, DEGRADACIÓN SALARIAL)*.

Prefácio

Dr. Sergio Bettarello*

Longa história em forma de breve prefácio

Briganti é meu amigo. Um amigo muito especial. De modo que cada idéia, conceito, pensamento que encontro em seu livro conecta-me com miríades de fatos, lembranças, cicatrizes, sentimentos coarctados, ocorridos e por ocorrer em função de nossa longa (parece que foi ontem!) convivência.

Acrescente-se a tal caleidoscópio de imagens as não menos enriquecedoras presenças de outros também caros amigos, que contribuem com comentários/testemunhos que se seguem a cada capítulo. Imerso em tal corrente vibratória, que rompe com as convenções de tempo e espaço, cada momento de leitura amplifica em mim as dimensões do instante. Repito e acrescento: amplifica em mim as dimensões do instante, a ponto de fazê-lo conter grande parte do passado, do porvir e das virtualidades de todos nós. De todos nós e de muitos outros além de nós. De muitos outros além de nós e das muitas lutas das quais participamos todos e que muito bem se incorporam na nossa mais nova estripulia: o Movimento Interdisciplinar de Psicossomática (MIP), em que Briganti buscou parte da inspiração para editar esse livro.

Houvera nascido artista, ser-me-ia talvez possível expressar o que se passa no MIP. Socorro-me em Jorge Luiz Borges quando declara a impossibilidade de a linguagem, linear e sucessiva, descrever o peque-

---

* Médico psiquiatra, doutor em medicina pela FMUSP e diretor do MIP.

no (e no entanto imenso!) Aleph: a literariamente famosa esfera furta-cor, lugar de co-habitação de todos os tempos e lugares. Pois bem, o MIP tem sido para nós uma amostra parcial do Aleph. Em seus simpósios, encontros, cursos e palestras, congregam-se pessoas ligadas a várias universidades e instituições com atividades diversas, para discutir temas científicos, artísticos, filosóficos. Esses eventos são, na verdade, movimentos com enorme potencial transformador, o que nos faz sentir ativa e socialmente participantes, já que só se pode mudar realmente antes que a mudança ocorra de fato.

Retorno ao livro/movimento de Briganti. Ensaio científico? Fragmento literário? Reflexão filosófica? Difícil e desnecessário classificá-lo desse modo. Sigamos o exemplo do próprio autor que cria em sua obra a atmosfera propícia ao fecundo convívio da diversidade de idéias, na correta suposição de que as diferenças e contradições servem melhor à complexidade da vida do que a monótona homogeneização do mundo. Nessa empreitada, Briganti não se compromete com o *happy end* das sínteses dialéticas nem se perde em estéreis dilemáticas obsessivas. Corajosamente, segue em frente para além das fronteiras estabelecidas, superando um a um os obstáculos que encontra no percurso.

Sugiro ao leitor deixar-se contagiar por tal exortação ética e, por própria conta e risco, abraçar os textos que se seguem, levando em consideração que esse livro deve ser lido não apenas pelos tópicos que elucida, mas sobretudo pelas aventuras de pensamento que suscita.

I
Abertura

Eu é o outro...

Rimbaud, carta a Izambart, maio de 1871
Carta a Demeny, 15 de maio de 1871

Vivemos um momento no mundo caracterizado pela priorização das imagens. O livro se esconde quase envergonhado do seu existir. As imagens projetam-se via o surfar internético ou as "tele-visões", tentando preencher o vazio cotidiano. Do filme pornográfico, em que variações mínimas e repetitivas empobrecem o amor; dos programas de auditório em que o teatro do deboche humano transforma-se em milhões de dólares; dos *chats* de conversas que reproduzem os bailes de máscaras, com o falso privilégio do não contato; da roleta da esperança de um automóvel com a *american-fake* loira ao lado; da espera-casa-própria; do esgoto do eterno prometer político por vir...
Imagens que invadem a multidão. Do político fantasiado em mangas de camisa *à povo*, transubstanciando-se o mesmo político na noitada sorrateira, distante do povo, à *drag queen*: cartolas, bengalas, cabelos ensebados de brilhantina, vociferando ordens de poder sobre os garçons, o conhecimento do Black Label Special, do melhor restaurante de New Paris, atrelado à jovem suburbana, vítima de seu crupiê político. Jovem menina em virtual expectativa de uma ascese moderna: ganhar um dia um programa infantil, em um canal de TV qualquer, atrelado ao amigo político qualquer. O onírico transformando-se em virtual realidade.

"Você decide!" O quê...? É a melancólica resposta.

O livro dá a liberdade democrática do reler. Do pesquisar. Do anotar. Do descrever, contestar. O livro é límpido em suas impressões. Ele reflete a possibilidade de reflexão. A imagem contínua da modernidade não possibilita o tempo do refletir. Após o jogo de futebol surgem célere os peitos da Madonna, em seguida à novela, e lá vem o jornal sempre tendencioso de uma emissora qualquer. A diferença fundamental entre a tele-visão e o livro é o distanciamento democrático de um para com o outro. A imagem é linda, a utilização atual é no mínimo fascista. Nada contra a tecnologia. Nada contra o avanço da ciência. Nada a favor de um discurso holístico ingênuo. Denunciamos o uso irreverente da máquina de produzir imagens. Ela está sempre atrelada ao Poder. Constrói a divisão entre o Bem e o Mal. Ela Instaura a Lei.

Mas, qual lei? "Que suplício ser governado por leis que não se conhece... Pois o caráter das leis tem necessidade assim do segredo sobre o seu conteúdo..." escrevia Kafka em *A muralha da China*.[1] A criação da consciência desde o passado distante constituía-se na criação de uma obediência a um conceito do Bem que vinha desde a divindade deste. O Mal caracterizava-se por ser a desordem, o Caos, também regido por divindades deste. A luta foi sempre constante.[2]

A fala do Divino emergia da boca do Profeta por onde a Lei discernia o Bem do Mal. A conduta ética (*ethos* = comportamento) era a do cumprir a Lei. "*A verdade é!*" antecipava a sentença a ser determinada.

Quem colocará de ponta-cabeça esse episódio legislativo será Kant, em sua *Crítica da razão prática*. "A lei não nos diz o que fazer, mas qual a regra subjetiva é preciso obedecer, seja qual for a nossa ação", resume Gilles Deleuze acerca da proposta kantiana da Lei.[3]

A tela ocupa o lugar do ânus que defeca desejos ininterruptos sobre o passivo-hipnotizado tele-espectador. A Lei sai do ânus profético dos deuses do poder. Eles decidem o que é o Bem e o que é o Mal. Os sacerdotes incumbem-se de produzir os rituais de imagens a serviço do poder. Também chamam-se publicitários. Horda primitiva que se autopublicita em *artistas*. A finalidade única e exclusiva é: como produzir um material que o poder aprove (cliente ou dono do produto falso) e

---

1. Essas reflexões foram agenciadas do livro de Gilles Deleuze, *Crítica e clínica*, mais especificamente no Cap. 5.
2. Baseamos esta proposta aprendida no livro *Caos e cosmos* de Norman Cohn.
3. Essas reflexões foram agenciadas do livro de Gilles Deleuze, *Crítica e clínica*, mais especificamente no Cap. 5.

resulte na aceitação da plebe como Lei a ser cumprida. *Que suplício ser governado por leis que não se conhece!*

O mercado celebra a vitória da aquisição de milhares de dólares, quando alguma coisa do poder cai em suas contas: evocam-se foguetes de nome sugestivo: Caramuru! Deus dos trovões. A publicidade exulta de paixão pela conta ganha. Jamais se pergunta se o político é ético; se vale a pena pela perspectiva ética; se é um produto de qualidade; se o produto é seguro ou outras ingênuas perguntas... O importante é ocuparem o lugar do Lucro. A mais-valia para a propaganda é o retorno econômico-financeiro, e só! Relembrar a divulgação de temas como o câncer, dietas falsas, alcoolismo é obviamente desnecessário. Fodam-se os alcoolistas, os familiares de alcoolistas, fodam-se as anoréticas, fodam-se os cancerosos... O importante is *Money*!

"Skol. Homem. Skol.... Skol. Homem!!!!"

A nobre tela da televisão, a biga acolhedora do maior número de fiéis! Uma sociedade caracterizada pelo domínio do rebanho, pela mistificação contínua de produtos, pela exploração do homem pelo homem de forma aviltante, não merece receber o nome de um grupo societário ou sociedade.

Até hoje o axioma do príncipe nazista Goebbels é soberano: *Repita uma mentira mil vezes, ela se torna uma verdade!* Desnecessário continuar a entender a repetição subliminar até a exaustão dos produtos vendidos pelos publicitários fascistas. O presidente precisa ser um jovem bem barbeado, com terninho do modelito da atualidade, que diz que fala inglês, que diz que cursou uma universidade, de preferência Harvard, que diz que vai... O presidente não pode ser barbudo, pobre, deve ter cursado Ph.D. em uma escola dita respeitosa... O resto é simples. O detentor da tela associado ao dono do Poder e: Repetir é preciso!

É óbvio que mediante a escolha do recorte possível de ser visto pelo tele-espectador esconde-se a eterna maldição do Poder. Poder este que possibilita o usufruto de muito apenas para poucos. Ao se eleger uma sociedade direcionada pela imagem, o tele-espectador é tele-transportado para os desejos do Poder. À massa inerte, assentada sobre suas nádegas, resta ver o visível permitido de ser visto. "Hoje tem marmelada... Therezinha!!!!"

A imensidão de poder do imaginário tele-transportado-visível é irreversível. Devemos apenas manter o controle sobre as mãos, que nos permitem que apaguemos a tela. Que possamos continuar a viver olhando em derredor da tela. Há uma outra tela a ser vista, possível de ser vista, com a grande vantagem de que recortamos o que podemos ver. Menos mal, pelo menos sabemos que a censura é autocensurável.

"*O que importa é levar vantagem, sempre!*"

Nada contra as figuras humanas que *à fantoche* travestem-se de apresentadores de um domingo inercial. Nada contra o humano. Cada qual navega na sua particular e absurda cegueira do existir. Os palhaços, ou palhaças, em sua grande maioria, são o fruto da ambição desmedida que o próprio sistema publicitário oferece. Geralmente são semi-analfabetos, prostitutas sofridas por ambições de riqueza. São povo. Nada de julgamento moral político-capitalista ou burguês contra essas pobres vítimas. Nada contra os palhaços, como pobres seres humanos. O que vale é contestarmos a obsessividade compulsiva do acumular milhões de dólares. Mais milhões. Mais um pouco de milhões. E sempre à custa dos que têm no máximo um punhado de milho, quando o têm para pipocar. A porta da esperança; a roleta ou o dado; o sabonete escorregando entre as nádegas exuberantes de alguém importante por alguns momentos. A grande magia, ou a grande provedora de doença: a troca do trabalho, do exercício do trabalhador, do estudo do estudante pela facilitação da Deusa Sorte.

Os responsáveis são os sacerdotes que exploram a ignorância popular de um país analfabeto, desnutrido, sem higiene mínima ou noções básicas de profilaxia... Os sacerdotes são aqueles que captam as facetas miseráveis de um povo aviltado em sofrimento e recriam no espaço tele-visivo o circo de seus próprios horrores cotidianos. Os sacerdotes consolidam, cristalizam, constroem ininterruptamente o adoecer. Fortalecem as doenças. São os vírus visíveis dos tumores que enfraquecem, denegrindo a alma do povo.

Cria-se e grava-se exaustivamente na memória pela repetição a imagem da fortuna fácil. Fácil fortuna de um pobre desafortunado. Prefiro injustiçado. Mas as minhas palavras, nesta linguagem, perdem-se fragilizadas em troca de imagens ao vivo e em cores. *Reconheço a impotência de minhas palavras, faço delas minha espada*, já escrevia Sartre. Sei do país de analfabetos em que vivo. Sabemos por que mantê-los atrelados à ignorância. Imagem neles. Hipnose a cabo, UHF, VHF...

Roda! roda! roda!... é o número que entre gaguejos e cacarejos transformou-se no oráculo do momento alcunhado de *post*-modernidade. O escudo, cognominado globalização, antepara o algoz humano que se enriquece do pobre humano pobre. Uma intrincada rede social, no mínimo estruturada na concepção de se retalhar o ridículo do outro. O escolhido é sempre o pobre. Pobreza como sinônimo de fraqueza ou doença. Injustiça seria o nome apropriado.
    A televisão atual privilegia o desencontro. A imagem surge pronta, recortada e entrecortada pelo *cameraman*; pelo diretor de TV, que elege o que deve e o que não deve ser visto. A eleição de um olhar, de um espirro, de uma perna, é a censura visível de uma máquina. A outra censura é aquela que nos torna mudos. Não podemos conversar com o diretor que escolhe as imagens: "Oi, foca ali mais um pouquinho, recorta esse outro pedaço aqui". Mudos, temos o olho desviado pela máquina de ver o que se possibilita ser visto.
    As malformações, a idiotia surgindo no discurso; a sexualidade deformada de uma evolução psicossexual no mínimo doente. O teleespectador mudo, vendo, engolindo antropofagicamente tudo o que lhe é oferecido. Isso fortalece a Síndrome de Macunaíma. Tem-se ainda o direito de rir e, de vez em quando, de falar. Lógico, via uma embratel qualquer, ao módico de alguns dólares por minuto! Triste mundo, que avilta a dignidade do humano em nome do acúmulo do dinheiro sobre o outro, do desrespeito ao outro. A ausência de relação reproduz, e somente pode reproduzir, o que sobra em abundância: ignorância. Recordemos Platão em *Timeu & Critias*: "[...] a pior das doenças é a ignorância, apodrece e não mata [...]". Exaustivamente
    O dinheiro de uma fortuna fácil dos palcos diários, entre partidas infindáveis de futebol, entre infinitos canais televisivos, repete-se. A luta das facções religiosas — há de tudo um pouco: exorcistas, tarólogos, clarividentes, missais, discursos, rezas, templos, sinagogas, todos lutando pela sua clientela em troca, ao vivo e em cores, do "dízimo". A roda da sorte dominical quase nada se distancia de acertar um pedacinho de Céu de uma outra vida a vir a ser vivida. Roda em dízimo a roda da sorte.
    O *Lugar do Poder*, expressão criada pelo médico e psicanalista francês Lacan, é o espaço construído pelos valores míticos da cultura. Hoje o espaço produtor de imagens, que reduz o mundo ao mínimo de diálogo e ao máximo de absorção, necessita de sérias e profundas reflexões...

    Por que iniciar com uma visão televisiva/instrumental um texto que tratará de Psicossomática?

A primeira resposta vem do poeta Octavio Paz: "quando uma sociedade se corrompe, a primeira coisa que gangrena é a linguagem". E nossa linguagem vem sendo paulatinamente gangrenada por um sistema de valores televisivos que informa entuchando goela abaixo, sem diálogo.

A Psicossomática procura, no espaço terapêutico, o lugar de poder ocupado pelo médico nesta particular relação de poder. Isso somente é possível quando da denúncia e consciência do terapeuta. Ela busca, sabendo desse espaço-devir, o encontro dos homens do Lugar do Poder na discussão que o devir-autoridade médica ocupa na sociedade atual. Ele também pretende denunciar o poder da relação médico-paciente. Não estar predeterminado a ver somente o que é permitido ser visto. Assim essa Psicossomática se busca em seu devir: Ser interdisciplinar. Com a participação contínua e constante do paciente, pois ele opina, fala, ouve, tem desejos, interesses. Não é um tele-espectador de uma instituição médico-terapêutica qualquer, em que passivamente é abusado pelo Poder de uma única verdade.

É por meio da alegoria da máquina, pelo uso inescrupoloso desta, distanciou o homem do encontro do humano. O encontro médico-paciente é uma relação com características humanas, ou seja: confiança, reciprocidade mútua afetiva. É um encontro ético. *Ethos* como fio de conduta instaurada naquele instante pela díade que ouve, vê, escuta, toca, sente, intui, reflete, raciocina... Humano, muito humano.

Depois, muito depois, vem a parafernália tecnológica a serviço de esmiuçar as hipóteses diagnósticas. Os reencontros, os novos instrumentais dão o tempo necessário para se estabelecer o encontro médico-paciente. Esse tempo varia na imensidão da entrega, da confiança, na arte de criar o espaço de encontro, na escolha de ambos. Também na construção de um caminho a seguir naquele momento único de decisão, dos dois.

Esse é um texto que foge do mágico, encontra-se distante dos livros de auto-ajuda, distante de explicações mistico-es(x)otéricas. Não propõe caminhadas a Barueri muito menos a Santiago de Compostela. Não apresenta explicações sobre como consertar sua costela em sete lições ou como enriquecer seu cotidiano com meditações. Não propõe remédios ou alimentos miraculosos. Não propõe nenhum deus ou deusa. Não propõe nenhuma terapêutica especial. Não propõe a cura do câncer. Não propõe nenhuma direção. Não é um livro bússola. Não possui, muito menos propõe, a verdade.

Propõe a reflexão e algum suporte em relação à dúvida desconcertante que é a arte do viver. Propõe uma reflexão sobre a imensa dificuldade que é o estar sadio. As imensas dificuldades de conviver com a Natureza indômita. A dúvida de sermos partícipes de um universo infinito. A morte como um caminho natural a ser trilhado e um percurso de fim de um existir. A alegria de participar da comunidade difícil do humano. O exercício da democracia com o outro. O viver esse *flash* de vida em alegria, paz e amor.

Dream, sonho... por que não?!

Este é um livro que procura ser singelo, nada ousado. Desconcertante para os que procuram em vidas passadas as explicações do momento. Esses encontrarão nessas páginas momentos de reflexão, sobre as angústias do cotidiano, as amarguras das doenças, as dificuldades do controlar a vida, das manifestações do inconsciente em toda sua capacidade de nos fazer sentir vítimas de um particular teatro autocentrado, constantemente ludibriado pelo próprio autor: nós mesmos...

Trabalho há quase três décadas com o doente. E nele a dor psíquica se manifesta no desespero da angústia; nas somatizações que encarceram em sua expressão uma alma em questão, as alucinações que sufocam a vida de desespero, as tentativas às vezes bem-sucedidas de uma morte auto-engendrada...

A única verdade que sempre encontrei foi aquela que sai do corpo do paciente, que em sua expressão caracterológica discursa pela linguagem que lhe é própria, o sofrimento humano. Esse sofrimento pode ter várias vias de acesso e de saída. Busco nesse labirinto o único acesso pelo qual foi possível dar continuidade a meu trabalho e que aprendi junto aos pacientes que me procuraram elegendo-me como seu médico: a reflexão do existir. Com os pés no chão e a alma na esperança de encontrarmos a possibilidade de uma saída: a de vivermos a vida na expectativa de ser a melhor vivida por quem a vive...

Esse é um texto que sai dos recônditos do consultório, da relação com trabalhadores das diferentes instituições, fábricas, empresas, organizações em que tivemos o privilégio de trabalhar. Dos momentos alegres e angustiados do aprendizado como professor e aluno. Das longas horas de escuta. As histórias ligam-se entre si formando um particular desenho, às vezes abstrato, outras cubista, outras vezes tão realista que sufoca de realismo nosso imaginário. As longas horas de escuta...

Comentário de Mathilde Neder, prof. dra. do Programa de Pós-Graduação em Psicologia Clínica da PUC-SP, coordenadora do Núcleo de Psicossomática e Psicologia Hospitalar desse Programa e psicóloga do Hospital das Clínicas.

    Fruto de uma experiência rica em prática clínica, esse livro do Briganti fala de Encontros, diferentes Encontros. Encontro entre casais, o Encontro em Família, o Encontro em Terapia.
    Denuncia o poder da relação médico-paciente, para falar da relação interdisciplinar, em busca da compreensão do paciente.
    Nessa relação com o paciente estará saliente a importância da linguagem aproximativa e favorecedora do Encontro.
    Os pacientes são valorizados na sua condição humana. O paciente opina, diz Briganti, tem desejos, fala, ouve, tem seus interesses. O paciente é um sofredor, como seu nome indica em sua origem grega, e é ajudado compreensivamente. Não é um paciente passivo, nem tele-espectador. É um paciente participante contínua e constantemente.
    É um paciente reconhecido e considerado nas suas características e duetos humanos, vivendo uma relação terapêutica em que há reciprocidade participativa.
    Como todos nós, o paciente sonha. Que bom! Tem imagens, como todos nós. Briganti salienta a força da imagem. Rechaça as imagens pré-fabricadas que invadem as multidões, fadadas a influenciar e a determinar condições de morte na vida, quando prevalece o poder de imposição de verdades pré-formadas.
    Briganti fala de verdades construídas, fala de sonhos realizados, de realidades personalizadas. É a valorização e preposição da imagem de mim saída sobre a imagem que me impõe. É para onde vão meus sonhos. Serei eu a reinar, será o paciente e o terapeuta a reinarem relacionadamente. Nós. Eu e o outro, o outro e eu, o outro em mim. É um apontar, novamente, para a escuta mútua, para a comunicação, para a linguagem alevantada e a salvaguardar, a ligar, a ampliar, a seguir adiante, voltar, rodopiar. Desde que o encontre e ele a mim, a nós, que o circundamos. Encontrar, estar com. O encontro dos Homens. Dar e receber, na interdisciplinaridade, o que se puder, ver, tocar, escutar, tocar, sentir, intuir. Refletir. Refletir vivendo a arte da relação. Humano em destaque no dia-a-dia, nas relações familiares, na relação terapêutica. É o respeito pelos pacientes e pelos terapeutas que deles cuidam, nessa relação participativa.
    Tudo o mais vem depois ou é conseqüente à valorização do humano, à confiança e à reciprocidade afetiva.
    Briganti valoriza e propõe a Reflexão no estudo e trabalho terapêutico com o paciente e o faz em função de suas práticas em Escutas, ao longo de três décadas de prática clínica.

Briganti pratica o que propõe no consultório, como ficou dito, em função das Escutas e na prática interdisciplinar. Inclusive, essa Reflexão é praticada no MIP – Movimento Interdisciplinar de Psicossomática, grupo por ele organizado com Bettarello.

Pertenço ao grupo e me beneficio com essa disposição reflexiva interdisciplinar.

II
Julgar é Preciso!

Pequena introdução

A palavra psicossomática é travestida, revestida, e até algumas vezes vestida, por uma série de atributos, que se fragmentou no passar dos tempos mediante cisões, divergências, autoridades, posses, donos, instituições etc. A psicossomática não é uma especialidade. A psicossomática não é uma qualidade personalizada. A psicossomática representa-se em devir... A psicossomática poderia denominar-se wyzxqr. Talvez com essa estratégia de alteração de significado pudéssemos escapar dos seguidores que imediatamente gostariam de formatar uma instituição e afins insuspeitos. Mas por quanto tempo escaparíamos? Surgiriam de imediato interpretadores, seguidores, ortodoxos, neo-ortodoxos wyzsqrianos, para logo em seguida surgir um instituto, com amigos do rei, *trainers*, didatas nacionais e/ou internacionais etc. A McDonald'swyszxqriana constituindo instituições autofagocitárias, que mantêm o alimento contínuo dos donos do wysxqrianos, numa rede circunscrita à roda da pertinência sob a lei da inquisição, e, óbvio, do silêncio.

Uma das rotas de fuga possíveis, desses predadores-construtores institucionais é a da formação de uma consciência ecopráxis. É a consciência concomitante de que a "formatação psicossomática" é o ato exercido de um devir. Leiamos Gregorio Baremblitt:

[...] a idéia de Ecopráxis procura colocar como agente da História o povo, não apenas o povo real, encerrado e castrado no *status* de "sociedade civil", senão "a um povo que está por vir" a um devir povo [...]; Parece-me que chegou a era na qual, inapelavelmente, é preciso recorrer à unidade de pensamentos e infinitos segmentos do povo mesmo, dessa massa, que ainda que seduzida, manipulada e às vezes corrupta e regularmente exterminada, parece ser, como a natureza mesma, em sua colossal e insuperável mistura de caos e cosmos, uma das nossas últimas esperanças.[1]

A psicossomática fusiona-se com a medicina. A arte de curar, associada à compreensão e crença da doença. A angústia, o sofrimento, a algia que necessita da escuta, da erva, da química, do amparo. Psicossomática interconfundindo-se com a essência do promover a tentativa do alívio ou cura. O grito de dor do câncer ósseo, o tumor deformante dos olhos antigos, a amputação, a respiração desejada não permitida, a alucinação destrutiva de uma existência... é infinito o sofrimento. O devir de amparo realiza-se na humildade do encontro, na modéstia da escuta, na ponderação da ignorância, na ausência de uma verdade. No ato de exercer o não compromisso em relação a seguir as ordens dos estatutos *instituídos*.

Ao estabelecer uma demarcação e delimitar o início do pensamento psicossomático, estaremos comprometidos pelo menos com a política. Eleger um momento é estar predeterminado com o momento histórico, político, econômico, religioso. A escolha sempre rima com Poder-Instituição-Pertinência-Eternidade...

A psicossomática será eterna enquanto o ser humano conseguir sobreviver nesse planeta, que é continuamente aviltado, maltratado, pelo próprio Poder-Instituição-Pertinência-Eternidade etc. criado pelo "deus-homem", que por meio de suas diferentes instituições promove guerras econômicas, raciais, políticas, territoriais, religiosas etc. Nelas o gênio perverso da alma aflora em criações de infinitos campos de concentração, em que a perversidade do poder concretiza-se e se expressa em toda grandiosidade e destruição.

Instituição rima com a manutenção da praga humana, legislada sob o mandato básico do julgamento: "Eu estou certo! Eu tenho a verdade!" e a partir daí todos os outros passam e devem ser julgados.

É impossível o homem ser descrito apenas e tão-somente pela química, ou bioquímica, ou física, ou história, ou por Freud, ou por Jung, ou por Marx, ou por Weber, ou por Einstein, ou por Paramahansa Yogananda, ou por Kardec... ou por quem quer que seja. Qualquer autor estará sempre comprometido com sua verdade particular, que é sempre infinitamente mínima, territorializada, simplória em suas dimensões, mesmo que genial.

A linha a que se pertence

A linha alinhava a reflexão de uma definição desenhada e mantida somente por dois pontos. Não saia da linha! Ande na linha! Estar na linha tem, entre outras conseqüências, no mínimo uma que é, além de funesta, oportunista. Está sempre presente na organização de um bando de momentâneos-oportunistas que sugam as idéias do gerador dessas e criam um espaço de vigilância, manutenção e perpetuação de uma particularíssima "verdade".

Para haver a verdade é necessário que se crie ao seu redor uma horda de "outros" que não sabem, que não pertencem a essa "verdade" e a partir daí tornam-se esses pobres hereges, seus inimigos mortais. Os donos da verdade em geral auto-referem-se como *companheiros, sócios, irmãos*, outros *istas quaisquer* que os diferenciem da turba heterodoxa, ou seja, dos patrulheiros *doxos* com os fins mais escusos de sempre: *Money and power*. Ser um Istasocioirmão gera um *status* de pertinência.

O preço de pertinência em qualquer instituição implica a venda da alma. Ser por absoluto um "ano" ou "ista" qualquer, ou seja, Freudiano, Junguiano, Reichiano, Loweniano, Marxista, Capitalista etc., na tentativa mínima de discordar dos cânones de um autor ano ou ista qualquer, é denunciado como heresia.

Exclusão, expulsão, difamação, vigilância são alguns dos atributos policialescos da turba que mantém essas instituições, sempre com a finalidade de pertencer a um conglomerado que lhe propicie: poder, dinheiro, manutenção de *status*, vida longa e verdade eterna enquanto dure. A arte não se permite congelar por muito tempo, a ausência de reflexões leva à esclerose da instituição. Os oportunistas de plantão estão à espreita da nova dentada possível. A arte é fruto dos encontros dos diferentes pensares de diferentes devires.

Livro de julgamento

O homem é maior e nem a medicina em sua grandiosidade está apta a entendê-lo em todas as suas dimensões, ou de interferir em todos os aspectos de sua vida mítica, religiosa, política ou de sua saúde. O prof. dr. Carol Sonenreich nos ensina:

A medicina procura ser um saber científico, e não há ciência contemporânea sem a consciência de que o conhecimento não é absoluto, eterno; que sempre estuda seus objetos de um certo ponto de vista. A psiquiatria opera com as alterações mentais, do ponto de vista da medicina. Não poderia ter a pretensão de saber e dizer tudo sobre o doente, de procurar soluções para toda sua vida. [2]

Voltemos àquela terrível pergunta, sendo considerada terrível porque institui: quando teve início a psicossomática?

Gosto de responder a essa pergunta com uma história bastante conhecida pelos antropólogos que pesquisaram a vida dos aborígenes da Austrália:

Era o momento da caça do grupo de aborígenes. Todos reunidos, os caçadores partiram cedo em seus trajes de caçadores para a tarefa. Os antropólogos ocidentais iam junto com seus blocos, máquinas fotográficas etc. Não possuíam cavalos, iam a pé. Deviam como estratégia de caça não permitir que esta descansasse ou se alimentasse. Deveriam cansá-la. E num dado instante lá estava. Avistaram a caça. Lá encontrava-se. Forte, vigorosa, plena de vida. Começa a perseguição. Os aborígenes a pé, carregando suas lanças, flechas, e a caça pressentindo a morte põe-se em fuga. A caçada leva dois a três dias. É necessário não dar trégua à caça. Com isso, pelo cansaço, surge a oportunidade da aproximação e posse da caça. A um certo momento da caçada, após estafante trabalho, a caça exausta, a distância de uns cem metros, aguarda o final. Os caçadores nesse mesmo instante resolvem descansar sobre umas pedras. Os antropólogos ocidentais não compreendem e perguntam. Mas... andamos todos esses dias, a caça está lá, ao alcance de suas armas, e vocês interrompem, o que se passa? E eles em seus descansos explicam: "Nós não viemos apenas e tão-somente atrás da comida. É uma oportunidade de o grupo estar reunido. Conversarmos. Vivermos juntos. O momento agora é o da espera: nosso corpo corre muito mais rápido que nossas almas. Sentimo-nos esperando que nossas almas nos encontrem. Inteiros, de corpo e alma, ofereceremos àquele animal nossa gratidão por manter-nos vivos".

Seria no mínimo desconcertante interpretarmos que a picossomática teve início com a caçada dos aborígenes! Mas a reflexão maior é a de que a busca da integração do humano é uma expectativa universal. É um conhecimento de todas as tribos, e cada qual em sua ciência, intuição, arte e magia buscou a sabedoria do *devir* como pôde. São ensinamentos eternos, pois não foram instituídos como forma de poder. Elas se mantiveram vivas pois são a expressão da liberdade do conhecimento coletivo. O poder de todos na construção do humano coletivo.

Um dos pilares da criação do existir e do pensar psicossomática está fundado na construção da subjetividade. Até o momento, desenvolvemos alguns poucos tópicos edificantes na construção da subjetividade: poder — modo de viver (Ética) — Julgar.

Para desenvolvermos esses tópicos de forma sucinta, recorro ao filósofo Gilles Deleuze que em seus escritos, e particularmente em seu texto *Crítica e clínica*,[3] cria os parâmetros fundamentais de possibilidades de aprofundamento desse raciocínio.

Um dos capítulos do texto anteriormente citado menciona João de Patmos, autor de dois textos consagrados pelos milênios, que todos conhecemos: *O Evangelho segundo João* e o *Apocalipse*. Não nos interessa as questões seculares se seriam um ou outro os autores. Para escrever o *Apocalipse,* João deveria estar na plenitude vigorosa dos 85 anos. A ilha de Patmos passa a ser, além do encontro com o Ungido Ressuscitado, uma referência geográfica.

Deleuzianamente ou agenciatoriamente acha em D. H. Lawrence uma referência. Este escritor escreveu *Apocalipse* e outros clássicos, a maioria perseguida por ser considerada amoral ou contra os bons costumes. *A serpente alada, Mulheres apaixonadas, O amante de Lady Chatterley* eram considerados, agenciando Nietzsche, *humanos demasiadamente humanos*, ou seja, perigosos.

Tudo o que Lawrence fazia, escrevia ou desenhava era absolutamente julgado como tentativa de desvio dos padrões dos bons costumes. A ordem é sinônimo de progresso. A desordem promovedora do Caos. O Caos está fora, na marginália, a ordem encontra-se no interior do estabelecido, nos Reacionários. Os hereges fora, os doxos dentro.

Citemos o *start* de Lawrence em seu texto *Apocalipse*: Não podem ser dois. É impossível serem dois. Ou seriam partes escondidas da mesma alma que redige dois textos no mínimo antagônicos: Evangelho/Apocalipse. O evangelho como expressão de uma ética de vida, uma maneira e modo de viver: "Quem com ferro fere, com ferro será ferido"; "Dê a outra face"; "Não julgue para não ser julgado".

Para tentarmos decifrar o paradoxo Evangelho/Apocalipse, decifremos à moda dos ladrões que entravam pela primeira vez nas tumbas dos reis/faraós. Esses homens eram no mínimo valentes, pois transgrediam todas as maldições, crenças, pragas e outros delírios maiores ou menores.

Transgrediam em nome da busca de ouro, de uma pedra, ou, quem sabe, sem que eles mesmos soubessem, do maior dos roubos: o de transgredir a Lei ou a Ordem. Quando perpetuadas por séculos no registro da ordem, imediatamente transformam-se em Sagrado. Todo Sagrado é fruto da Constância de um Poder que Ordena que Assim o Seja para Sempre. A lei assim congelando-se em Sagrada.

O clássico *Totem e tabu*, de Freud, nos ensina a construção da ilusão e as tentativas corajosas de poucos de romperem com esta. No mínimo terão contra suas vidas a ira dos drogados, ou seja, aqueles que vivem na ilusão não podem ser abruptamente isolados de sua droga. Podem morrer da pior das mortes — a constatação de uma luz mais forte que denuncia a cegueira.

As ilusões são o alimento de uma esperança. "Não retire de mim o Pai em todo seu Amor por mim, ou a Mãe toda em amor de mim...".

Somente ladrões ou transgressores que tentaram realizar, pelo seu gesto ladro, a ruptura de uma esperança, recebem como recompensa o Julgamento e a Morte.

Incorporação do homem demasiadamente humano

O Apocalipse encarna em toda a força da carne humana a figura de Jesus, transformando-o no Rei encarnado que não fora em vida. A Fé na Ressurreição instaura o trono maior da diferença. Venceu a Morte. É o Ungido esperado. Retorna nas páginas do Apocalipse transformado em sua figura. Retorna Rei dos Reis. Retorna como o Vingador. São colocadas em seus olhos chamas flamejantes, em sua boca, uma língua em forma de espada. Em sua atitude contínua por todo o Apocalipse aquilo que nunca realizou nos Evangelhos: O Julgamento!

[...] ouvi atrás de mim uma voz forte, como de trombeta [...]. Voltei-me para ver a voz que me falava; ao voltar-me vi sete candelabros de ouro e, no meio dos candelabros, alguém semelhante ao filho do Homem, vestido com uma túnica longa e cingido à altura do peito com um cinto de ouro. Os cabelos de sua cabeça eram brancos como lã branca, como neve; e seus olhos pareciam uma chama de fogo. Os pés tinham o aspecto de bronze quando está incandescente no forno, e sua voz era como o estrondo de águas torrenciais. Na mão direita ele tinha sete estrelas, e de sua boca saía uma espada afiada, com dois gumes. Sua face era como o sol, quando brilha com todo esplendor.

Ao vê-lo caí como morto a seus pés. Ele, porém, colocou a mão direita sobre mim assegurando: "Não temas! Eu sou o Primeiro e o Último, o Vivente; estive morto, mas eis que estou vivo pelos séculos dos séculos [...].⁴

A rostidade transformada. Distante da descrição do Ungido do Evangelho. Neste, surge um doador de amor a todo custo. Não recebe, ou raramente se dispõe. Cercado de pobres e discípulos impõe uma metáfora à ética. Propõe a vinda do Reino. O Apocalipse o transubstancia. Julga os ímpios. Separa os bons. Execra aos infernos eternos os injustos. Investe contra aqueles que estiveram sempre ao lado do Poder, da Riqueza. A inscrição romana sobre a Cruz não expressaria apenas uma piada em escárnio. Traduziria uma verdade escondida: O Rei dos Judeus — Jesus Cristo. Como Rei instaura o novo Reino, sob uma nova ordem, sob um novo Julgamento em tudo Soberano e Impiedoso.

O Reino por vir. O devir de Cristo. O reino dos pobres, dos cegos, dos carentes, dos coxos, das prostitutas, da não diferença das raças. A boa samaritana que oferta água ao Galileu, reconhecido como inimigo. Oferece água e retira-se. Fez o bem sem saber a quem.

O *Apocalipse* instaura uma doutrina de Juízo estarrecedora. Cria a Jurisprudência do herege. Formata a direção de um destino montado sob a determinação de morte aos infernos a todos aqueles que não cumprirem a Lei.

Como ensina Norman Cohn:⁵ *"Os cristãos fiéis podem esperar por um glorioso futuro [...]. Com sua promessa de ilimitada exaltação para uma elite, essas cartas do Apocalipse dão o tom da obra".*

Regulamento Interno ou trechos do *Apocalipse*:

[...] eles andarão comigo vestido de branco, pois são dignos. O vencedor se trajará com vestes brancas e eu jamais apagarei seu nome do livro da vida. Proclamarei seu nome diante de meu Pai [...].
Visto que guardaste minha palavra de perseverança, também eu te guardarei da hora da tentação que virá sobre o mundo inteiro, para colocar à prova os habitantes da Terra [...].
Ao vencedor, ao que observar a minha conduta até o fim, conceder-lhe-ei autoridade sobre as nações; com cetro de ferro as apascentará, como se quebram os vaso de argila [...].

O resto é repetição! Instituições cumprem o Mandato Apocalíptico de João: Julgar é preciso!

Bibliografia

1. BAREMBLITT, GREGORIO. Ecopráxis — Discurso Inaugural do Congresso "A cidade vivente". ANAIS DO CONGRESSO, Belo Horizonte, 1997.
2. SONENREICH, CAROL. "Abordar a Doença". In: *Revista Temas*, São Paulo, 1996.
3. DELEUZE, GILLES. *Crítica e clínica*. São Paulo, Editora 34, 1998.
4. JOÃO, *Apocalipse, segundo João de Palmos.*
5. COHN, NORMAN. "*Cosmos, caos e o mundo que virá*" São Paulo, Cia. das Letras, 1993.

III
Masoquismo e Engajamento?

Eli, Eli, lemá sabachtáni "
Deus meu, Deus meu, por que me abandonaste

Matheus, 15, 33-41

Engajar tem como um dos sinônimos o de aliciar. É controversa sua expressão na prática. Estar aliciado ou engajado é, no mínimo, estar comprometido politicamente com alguma superfície de existência. Thomas Hobbes, mais cáustico e talvez mais verdadeiro, escrevia que os homens até contestariam ou supririam os teoremas geométricos se estes estivessem em confronto com os interesses da classe governante. A ciência é foco dessa real fragilidade humana. A ciência utopicamente deveria estar a serviço das hipóteses, dos acertos e erros, constatados, verificados, demonstrados. Mas a dúvida, alicerce básico da ciência, não coexiste com o partidarismo político, religioso, econômico etc.

Eric Hobsbawn, em seu livro *Sobre História*,[1] faz uma abordagem sobre o problema do preconceito político e ideológico, ou seja, o engajamento. Assim escreve: "Engajamento é uma dessas palavras como *violência* ou *nação*, que escondem uma variedade de significados sob uma superfície aparentemente simples e homogênea". "[...] engajamento implica um adversário, da ciência certa contra a ciência errada".

É óbvio que é impossível ocorrer qualquer escrito distante de um particular juízo de valores, distante da objetividade utópica da releitura do humano; como também é óbvio que toda escrita não esteja predeterminada de uma função política, de um propósito específico, associado a algum grupo ou organização social e/ou política. Como nos ensina Hobsbawn, isso soa como um *reductio ad absurdum* dessa posição. O engajamento subjetivo sempre existirá, menos para aqueles que acreditam situar-se para além da verdade. Esses empunham a espada do julgamento aliada à destruição daqueles que consideram como inimigos, pelo simples fato de não pensarem ou agirem como eles.

A autonomia já nasce utópica, pois basta, apenas olharmos o nosso nome. Ele vem comprometido com toda uma genealogia que jamais conseguiremos decifrar. E nos pertence como identidade. Distante da eleição de um nome que será o próprio, carregado de símbolos, desejos, afeições, aspirações, determinações de um projeto que já existia antes mesmo de sermos concebidos.

Sermos denominados de "Gentil" ou "Imaculada" ou "Qualquer" traz consigo toda uma rota de projetos, ao menos o de uma mulher que o elegeu. Nascemos engajados em um projeto que não escolhemos, e, nem de longe, nos atrevemos a mudar. A revolução a esse primeiro engajamento nasce morta.

Posso ser denominado de "Oliudi das Oliveiras Etc." e reconhecer então o momento, o anseio da eleição do nome que o engaja talvez num projeto turístico. Suportaria a comunidade tratar-me pelo resto de minha vida como um engajado numa proposta, que não é, nem nunca foi, de meu livre-arbítrio.

O mito do engajar nasce antes do nosso nascimento. Já preexistia. Carrega todo um complexo de tabus, leis, fantasmas, partidarismos, afeições. Carregamos o projeto do nome com a força da inconsciência, e às vezes procuramos Agadir nos sonhos, a busca dos maneirismos dos xeques, a sedução infinda, que cansa, exaure sem sabermos o porquê. Talvez pelo fato de ter sido tatuado com o nome de Rodolfo.

....

Engajamo-nos como ensina Ulrich Beck na dúvida. Ela nos coloca distante do ensimesmamento intelectual, ao mesmo tempo que nos afasta do idealismo externalizado "[...] a dádiva final que este deus (dúvida) reserva para aqueles cujo propósito consiste em ser-lhe semelhante é a dúvida. Ela e talvez somente ela torna possível transferir o dogmatismo do modo de vida e de produção [...]".[2]

Seguimos por um atalho distante de fabricar artificialmente as certezas, como ensina Bruno Latour em seu trabalho:[3] "O fundamentalismo, na religião, na economia, na ciência, sempre acompanhou a empreitada da primeira modernização". Desejamos ficar com o deus dúvida, que possibilita a infinita possibilidade da reflexão.

O engajamento nos circunscreve a um conjunto de preceitos e preconceitos. O partidarismo oferece, quando vitorioso, o poder, dando em troca a perda da capacidade reflexiva. O partidarismo qualquer impõe a necessidade de cacarejar em comunidade com a comum unidade. Os mapas engajam. Aprisionam. Estabelecem fronteiras. Impõem leis. Normatizam a forma. Formalizam a norma. Criam códigos de ética que circulam desde a enciclopédia stalinista até o conhecimento científico da genética nazista. É impossível, senão utópico, circunscrever uma única verdade dita mesmo que científica, sob um mesmo modelo: político científico, de ciência científica, de história científica. Para que isso aconteça é necessário possuir uma longa navalha que sangra diariamente aqueles que articulam territórios diferentes.

Os nômades oferecem uma linda reflexão. Não possuem passaporte. Seu território modifica-se de acordo com a necessidade. As patas e os pés que os carregam traçam a cartografia de uma verdade: a dúvida de encontrar.

Caminharemos então como nômades, engajados no mito da busca, a dúvida como bússola, distanciados das preocupações de agradarmos ou ofendermos as facções. Nosso caminho é intrínseco à espécie humana: a possibilidade de fantasiar um destino, de desenhar uma cartografia, de não retornar ao dogmatismo aprendido, de retornar sempre que possível ao doce amparo de uma particular liberdade, ainda que ilusória.

....

O masoquismo é a sacralização de um ritual de sacrifício. A idéia central das cosmogonias é a do sacrifício primordial como nos ensina Juan Cirlot,[4] e continua:

[...] invertendo o conceito, temos que não há criação sem sacrifício. Sacrificar o que se estima é sacrificar-se. A energia espiritual que se obtém com isso é proporcional à importância da perda. Todas as formas de sofrimento podem ser sacrificiais, se são procuradas ou aceitas plena e definitivamente. Os sinais físicos negativos: mutilação, castigo, humilhação, grandes penalidades ou trabalhos simbolizam assim as possibilidades contrárias na ordem espiritual. Por isso a maioria das lendas e contos folclóricos, os relatos de heróis, santos, seres excepcionais, são abundantes não apenas em dor, mas também nessas estranhas situações de inferioridade [...]".[4]

Deleuze nos reapresenta Masoch.[5] Como sempre o filósofo francês é arrasador em suas idéias. Arrasa os conceitos, amplia os territórios, possibilita linhas de criação. Arranca Masoch do engajamento do masoquismo. Distancia-o do chamado doente, aproximando-o do médico, pois exerceu com mestria a arte médica: fez diagnóstico.

Porém, o diagnóstico ampliado nessa nova cartografia, nessa nova possibilidade, amplia o doente: efetua o diagnóstico do mundo, da doença comum do homem. O início tem sua história no legado de Caim ou Signo de Caim:

(9) Javé perguntou a Caim: "Onde está teu irmão Abel?" Ele respondeu: "Não sei. Sou acaso o guarda de meu irmão?"
(10) Disse então Javé: "Que fizeste? O sangue de teu irmão clama do solo até mim".
(11) "E agora, sejas maldito, longe do solo fértil que abriu sua boca para beber de sua mão o sangue de seu irmão."
(12) "Ao lavrares o solo ele já não te dará os seus produtos. Errante e fugitivo vaguearás pela terra."
(13) Disse Caim a Javé: "Pesado demais é meu castigo para ser suportado".[6]

O personagem de Masoch está carregado de "potências". Ou, como diria Nietzsche, está carregado do instinto teológico, que construirá a ética do homem.

É contra o instinto teológico que faço a guerra: por todo o lado encontrei o seu rasto. Quem quer que tenha no corpo sangue teológico fica desde logo, perante toda e qualquer coisa, em situação coxa e desonesta. Ao fundo patológico que daí resulta dá-se o nome de fé; fechar os olhos perante si mesmo, de uma vez para sempre, a fim de evitar o sofrimento que o aspecto de uma falsidade curável provoca.[7]

O autor Masoch cria o herói masoquista, sempre submetido a uma mulher, a rainha. Seria pobre em demasia reduzir o ritual de sacrifício, o engajamento a uma proposta ética, ao reducionismo psicanalítico freudiano de Édipo. Seria a leitura cabalístico-psicanalítica que tem como foco uma única territorialidade de engajamento. Psicanalisar e estar engajado ao Édipo-Lei.

Porém, algo permanece nessa "potência" eterna: é a permanência de um Contrato. O contrato de submissão de uma mulher. São várias as possibilidades de desfazermos o mistério que circunda o contrato. O primeiro deles afastamos de nosso cálice: reduzir o contrato à relação com a figura materna blá-blá-blá etc. Essa é uma forma política muito bem aceita por aqueles que não querem sair da norma. La famiglia é sagrada. O território é sagrado. A Nação é sagrada. Engajar é!

....

Contrato, segundo o *Aurélio*: "s. m. Acordo entre duas ou mais pessoas que transferem entre si algum direito ou se sujeitam a alguma obrigação".

A rainha em seu vestido animalizado, o couro, o cheiro animal, o instinto, as pontas dos sapatos em lâmina, o ferro em salto, o chicote, as amarras, as amarras a um passado longínquo de um ritual de sacrifício. Recordemos que todo sacrifício é a antecâmara do nascimento. Qual o nascer entre os dois? Qual o bendito fruto que emergirá dessa relação? Nasce um homem ou repete-se o homem martirizado, eternizado, na dor, na submissão, no sofrimento. Parir o homem sofrido, martirizado, que pede, suplica, eterniza, pelo ritual do contrato, a paz que não vem. Por que me abandonaste?

O homem saiu das entranhas de uma virgem menina judia. Maria pariu o filho do homem. O homem, que Masoch registra, perpetua-se no sofrimento eterno. A busca de um perdão eterno por vir. O destino diferido. O destino postergado. O destino que não virá. O destino suspenso.

Masoquista submetido à rainha em gozo suspenso. O contrato de um devir. O contrato sempre postergado para um novo sacrifício de uma santa ritualização de um novo sofrimento. O salvamento de um gozo não vindo. O ritual repetitivo da dor na esperança de saldar a dívida de uma dor jamais aplacada.

Nasce o novo homem. O homem sofrido. Subjugado. Potencializado na repetição de uma fé, que é, para sê-la, sempre cega. Fé cega. Fé engajada. Fé que mantém o contrato de um sofrimento. Pai, meu pai, por que me abandonaste? A rainha o martiriza em trono eterno de um paraíso para sempre perdido.

O masoquista travestido de animal. Recordando o animal. Seus pêlos, sua urina, o cuspe, fezes, ânus; boca em caninos, garras em unhas, ódio em coração, amor em paixão, volúpia em delírio. O animal atrelado num destino diferido em não sê-lo. Talvez?

Deleuze afirma: "As formações delirantes são como núcleos de arte. Mas uma formulação delirante não é familiar ou privada, é histórico-mundial". O homem, eterno Caim errante, à procura, na eterna procura do não encontro. O Cristo tentando o perdão. Tentando instaurar uma ética senão de amor, ao menos romântica. Não julgue para não ser julgado. A mãe, talvez uma mulher austera, em sua sobrevivência, projetos, gera o Jesus Messias. Cria um destino não diferido. Tenta instaurar o fim de um eterno sofrer. Gera um deferimento, gera um Messias. O delírio histórico vence: mata-se mais um Caim-irmão.

Ritualiza-se o sacrifício. Cruxifica-se. Chibata-se. Cospe-se na face. Entrona-se o rei em coroas de espinho. O gozo suspenso. O sofrimento. A mãe aos pés. O Pai Ausente: "Deus, Deus meu, por que me abandonaste?". A turba confunde Eli com Elias. Entende que Jesus clama pelo Messias por vir. Todos no ritual masoquista em contrato. Aguardam o Messias que os retirarão do Ritual. O messias não vem. O filho morre... ressuscita. O contrato repete-se no sacrifício diário da santa missa de Masoch.

Desde a hora sexta até a hora nona, houve treva em toda a Terra. Lá pela hora nona, Jesus deu um grande grito: "Eli, Eli, lemá sabachtáni?", isto é: "Deus, Deus meu, por que me abandonaste?" Alguns dos que tinham ficado ali, ouvindo-o disseram: "Está chamando Elias. Imediatamente um deles saiu correndo, pegou uma esponja, embebeu-a em vinagre, fixando-a numa vara, dava-lhe de beber. Mas os outros diziam: "Deixa, vejamos se Elias vem salvá-lo!" Jesus porém, tornando a dar um grande grito, entregou o espírito.

Matheus 15, 55-41

Estavam ali muitas mulheres, olhando de longe. Haviam acompanhado Jesus desde a Galiléia, a servi-lo. Entre elas, Maria Madalena, Maria, mãe de Tiago e de José, e a mãe dos filhos de Zebedeu.

Matheus 15, 39

Obs.: Ou Ato de Fé: (y) grito de uma angústia real, mas não de desespero: esta queixa, tomada às Escrituras, é uma oração a Deus e, no Salmo, é seguida por uma certeza jubilosa do triunfo final. (Texto explicativo da Bíblia de Jerusalém — p. 111)

Bibliografia

1. HOBSBAWN, ERIC. *Sobre História*. São Paulo, Cia. das Letras, 1998, pp. 138-9.
2. BECK, ULRICH. *The Reinvention of Politics*. Londres, Polity Press, 1997.
3. LATOUR, BRUNO. "Antídoto à paralisia". In: *Folha de S. Paulo*, "Mais", 17 de maio de 1998, p. 3.
4. CIRLOT, JUAN EDUARDO. *Dicionário de símbolos*. São Paulo, Moraes, 1984, p. 508.
5. DELEUZE, GILLES. *Crítica e clínica*. São Paulo, Editora 34, 1997.
6. PENTATEUCO. *Genesis*, Capítulo IV. São Paulo, Abril, 1965.
7. NIETZSCHE, FREDERIC. *Anti-Cristo*. Lisboa, Bibl. Ciências humanas.

Comentário de Vera De Laurentis, psicóloga, psicoterapeuta corporal da Equipsi — Tratamentos Psicodinamicamente Orientados; do PEAR — Programa Psicofísico de Reeducação Alimentar; e coordenadora do MIP.

Caro Briganti,

Peço que me perdoe por um ato de súbita insanidade antropofágica: humildemente, canibalizo aqui os modos de nossa querida Nise da Silveira (sua escrita íntima, seu envolvimento distanciado) em seu maravilhoso "Cartas a Espinosa" — pelo qual todos nos apaixonamos. Já sentindo alguns de seus fluxos em mim, aproveito para prestar a ela minha pequena homenagem, ao mesmo tempo que lambo meus beiços, quero dizer, delicadamente limpo meus lábios com a ponta do guardanapo. Espero não estar ofendendo essa distinta senhora com a ousadia de me apropriar de algumas de suas qualidades. Confesso que ao ler o seu texto atravessei algumas fases. Primeiro, quis virá-lo do avesso e mudar seu título de "Masoquismo e Engajamento" para "Nomadismo e Devir". Não ficaria bonito? Brumas no deserto, miragens, guerrilheiros nômades a invadir territórios... fui levada a colocá-lo de molho, não me conformando em ter de abandonar temporariamente imagens tão convidativas. Como retornar às paisagens do pantanoso masoquismo, tema antigo e já central na divergência de Reich com a Psicanálise? E, como retomar, também, o vigor com que esse pai do movimento corporalista denunciou a sacralização das instituições sociais, científicas — não, o mal não estaria dentro do homem, precisaríamos antes repensar a família, a sociedade, nossos próprios conceitos — e procurou parâmetros para pensar um novo homem? Temi por você Briga, que não pudesse encontrar palavras nem forças. Perturbada por esses pensamentos, atravessava a cidade.

De dentro do carro pude ver distraída os fragmentos da já familiar miséria urbana. O cenário era um convite à indiferença. Por instantes minhas próprias preocupações me pareceram out. *Como se qualquer tema que relembrasse as questões e paixões que alimentaram as décadas de 60 e 70 fosse automaticamente transformado em longínqua pré-história. O filme veio inteiro e sem efeito especial: "utopia", "amor livre", "orgasmo", "catarse", "imaginação", a excessiva visceralidade, os* clows *enlouquecidos a inventar novas formas de sentir, a quase total ausência de um elegante economês para nortear todas as coisas! Tudo soava gasto e nem um pouco chique. No momento em que quase me tornava irônica, corri novamente para o texto.*

O diagnóstico do mundo, da doença comum do homem. A ética masoquista, tornada externa em nossos símbolos cristãos, o prazer suspenso. O delírio compartilhado, o engajamento, o contrato de pertinência e instituições que reproduzem o homem martirizado e impedem a produção de novas subjetividades. Só agora pude admirar seu fôlego. Reconheci trajetórias e intensidades. Vi no seu texto não apenas a dúvida a se contrapor à fé e engajamento cegos, mas também a indignação como bússola, a recortar e justapor idéias, a escavar sentidos, percursos e denunciar aos berros as velhas fraquezas humanas. Vi sua garra na busca de novas formas de ver e de dizer os velhos espinhos de nossos corpos e de nossa existência no mundo.

E, nesse ponto, concordei com você inteiramente, Briganti. Não precisamos de maneira alguma nos transformar em digeríveis iogurtes ou em empertigadas fatias de modernidades vendáveis. Ainda assim, podemos preconizar a "ética da alegria, do livre exercício do corpo e da alma". Virando o texto do avesso novamente me percebo calma e aliviada. Penso em miragens tropicais. Seu subtítulo poderia mesmo ser "Nomadismo e Devir".

Sua sempre admiradora,

P.S.: Lisonjeada por fazer parte desse livro dispositivo. Ser acoplada e logo transformada em fugaz caldeirão fervilhante de livre-pensar, multiplicador de imagens. Agradeço a oportunidade que me permitiu, sobretudo, saborear esse minúsculo devir-Nise.

IV
Caso do Homem do Apito

XY, homem, aproximadamente, percursa um caminho de sucesso intelectual-profissional. Ocupa um elevado posto hierárquico, em uma multinacional, que transparece em seu rosto sob a máscara de expressões ou da dialética da dúvida existencial. Rugas precocemente sulcadas, encharcadas pelo consumo de álcool diário e camufladas pela alimentação e exercícios inteligentes, não conseguem esconder o fácies semivencido dos alcoolistas quase pegos em flagrante. Perde por pontos no oitavo assalto de uma luta de dez. O ventre ligeiramente proeminente registra as "Ocktoberfest" diárias. As pernas estreitadas e ligeiras marcam, no compasso rápido das passadas, uma alma rápida de uma inteligência quase anestesiada. O acervo de memória, desde o convívio comunista com o tio operário-homeopata até a militância juvenil no antigo PC, hoje choca-se abruptamente com as demandas do projeto socialista contra a realidade canibal do capitalismo transnacional. Os vinhos noturnos na solidão do escritório entregam-no sem se aperceber aos purgatórios de um Morfeu insone.

Suas mãos pequenas denunciam a latinidade do seu patrimônio genético; sua estatura e cor evocam a invasão moura das lutas de El Cid; seu tórax luta para continuar expandindo na ânsia desesperada de estar vivo; Zumbis ainda o perseguem. Quem sabe não se apossarão dele?

Sua mulher inteligente e afetiva o ampara no limite difícil entre liberdade e amor. Sua filha o respalda no exercício dos filhos desejados: exerce sua caminhada com os tropeços normais de uma existência. Sua rede social mescla os portadores de dólares nem sempre oficiais com a intelectualidade dos anos 60: *drugs, sex and dreams...*

Sua inteligência brilha entre a erudição e o *sense of humor* daqueles que se intelectualizaram sem a perda do coração, seu afeto é contínuo, nunca dissonante do discurso. Porém, há um limite tênue na vontade da compreensão de ser vivo sem ser derrotado pelas sombras, nem sempre alquímicas, de um inconsciente que vive pregando-lhe peças.

Fragmentos de uma psicoterapia corporal

XY: "Sou originário de uma cidade portuária. Filho único. Mamãe presente, sempre busquei por papai. À noite sentia medo. Pavor. Desde épocas imemoriais. Ao adormecer sonhava com lobos".

(Delírio terapêutico contratransferencial: é um sonho ou estou prepotentemente diante da reencarnação dos "Homens dos Lobos"? A veste infanto-onipotente da identificação paranóico-mística com "papai" faz Freud desmanchar-se. Princípio de realidade: volto célere à rua Aspicuelta, Vila Madalena, fundos!)

B: "Como eram esses sonhos?"

XY: "Gélidos. Caninos. Escondia-me debaixo dos cobertores ouvindo os uivos. Os sons penetrando pelas frestas das venezianas. Anos... anos de medo dos lobos Auuhhhhh!

B: Por favor, continue o uivar dos lobos...

XY: "Auhhhhhhh!...Auuhhhhhh!...Auhhhhh... Auuuuuuuuuuhhhhhhhhh!..."

(Contratransferência: repetia-os de três em três e um longo. Minha livre associação navega sobre o tapete mágico da atenção flutuante. Navega sobre os vagalhões dos mares ao encontro de uma lacuna-memória: seria uma defesa ou um recalque?)

B: "Assemelham-se os seus uivos aos sons-sinais dos navios entrando no Porto?"

XY: "*My God*! Uhhhhhh!...Uhhhh....Uhhhhhh.... os três sinais que indicam a entrada. O longo, uuuuuuhhh! o sinal de saída".

(Contratransferência: medo dos navios? Medo das partidas? Medo das entradas? Lobo camuflado de Caesar, antigo Eugênio "C" da época... ou o medo das naves-mães dentatas. Quem saberá?)

Outro momento:

XY: "Estou sendo vigiado. Não é paranóia. Conheço o esquema de fritamento das multis. Existe uma ética no ato de desempregar. Cumpri

bem minhas funções administrativas. Eles querem mais e mais... eu não posso, melhor, eu não quero... eles exigem mais e mais e mais...
B: "Eles necessitam de um caçador-predador..."
XY: "É, e de caninos brancos. Longos dentes de sangue. Não tenho estômago. Sou brasileiro. Não sou gringo. Não quero espoliar minha gente. É quixotesco, mas é minha ética. A máquina deles é *money*. Estão corretos, mas eu não sou só isso. É morder minha terra com gosto de sangue..."
B: Uma lenda tibetana: aos velhos cachorros-lobos era dado um osso. Eles já sem dentes mascam ávidos os ossos. As gengivas vão lentamente ferindo-se e começam a sangrar. Os velhos cachorros-lobos enlouquecem com o cheiro gosto de sangue. E mais mordem. Mais sangue..."
XY: "Não quero morrer de minha própria hemorragia. O sangue que masco tem gosto de vinho. Estou me matando na sangria do vinho. Briganti, necessito que você me ajude a lutar pela minha saída. Irei até o fim. Não desistirei desta vez, não fugirei. Quero sair pelas minhas próprias pernas de lobo, sem fugir!"

Entendíamos uma *Construção*: a ferocidade-agressividade como substituta de um antigo recalque: o medo. Os "caninos-uivantes" dos navios fantasmas que entravam e partiam. Pela história sexual infantil das entradas e saídas escondia-se uma outra mais primitiva; porém não poderia apressar-me a "sair" por uma rota de pressuposta obviedade e "entrar" pelo cano dos apressados. Tínhamos nesse momento a transferência positiva e o tempo clínico como aliados. O sistema gastrointestinal travestido de oralidade encontrava-se diante de um paradoxo histórico: o das verdades das superfícies do relato e o das verdades sob as profundezas do bizarro, articulação feita pensando-se em Bion.

Outro momento

XY: "Diminuo o vinho durante a semana. Não bebo de segunda a sexta e meia. À noite, sábado e domingo dispenso. Não sei por quê? Não é o preencher o esôfago, estômago. Você de outra vez me falou em anestésico. Sinto que funciona tal qual um anestésico".
B: "De que dor?"
XY: "Ajude-me..."
(Contratransferência: psicoterapeutizar é transgredir a superfície de uma existência. É ir ao encontro do poético muitas vezes tragicô-

micos de uma *persona*. O grito de ajuda coloca-me ante a minha verdade. O lugar do terapeuta é o lugar do suposto saber, que nunca esteve tragicomicamente tão bem demarcado sob o rótulo do "suposto". "Suposto *Superman*" com possibilidade de salvar um outro simétrico. Recordo Lampedusa, em *O leopardo*: "(...) donnez-moi la force et le courage de contempler mon coeur et mon corps san dégoût". (Ajudem-me!)

Outro momento

Flash de um *workshop* de um antigo grupo psicoterápico que o aceita. É sua segunda participação. Cenas de "lambe-lambe". As fotos iniciam-se com a da vovó anarquista:
XY: "Figura extraordinária, forte sem ser agressiva. Quando fazia-se necessário e tão-somente nessas ocasiões tornava-se violenta. Servia o almoço sobre a bandeira anarquista".

Faz um gesto que demonstra dificuldade em esticar o braço para colocar o retrato sobre o carpete (cochicho de meu inconsciente: por sobre a mesa!).
B: "O que sucedeu?"
XY: "Tenho um antigo nó, aqui nesse osso... como se chama? (alguém do grupo fala) [...]. Isso, omoplata! Já tentei de tudo, massagistas, acupunturistas etc. Ela aparece quando estou vivendo algo novo".
B: "No momento você vive pelo menos um algo novo. Saiu da multinacional antiga, depara com um novo. Tenho uma hipótese da qual gostaria de falar: será que o nó vive ou revive um luto?"
XY: Emociona-se. Mexe-se tentando escapulir do fantasma da omoplata. (Contratransferência: acreditava que o esquecimento do nome do osso camuflava na "escápula" o ato de escapulir, fugir. Mas trabalhar em grupo é assim. Fiquemos por hora com a livre associação coletiva omplata sem me esquecer do lembrete guardado no bolso do colete: do escápula-fuga). Faz movimentos desconexos, que lembram pantomimas de angústias e gestos longínquos, marcados por afeto. Eram gestos que lembravam o ato de abraçar e desabraçar, abruptos, desconexos. Um outro recalque. Recordemos Reich:

Na psicoterapia corporal, a atuação sobre a caracterologia muscular provoca uma liberação de bioenergia que se exprime em movimentos clônicos, e a vivência destas sensações corporais fornecendo uma linguagem objetivamente expressiva.

B: "XY, como foi a morte de seu papai?" (Já havíamos em outras pesquisas arqueológicas conversado sobre a "partida" do papai. Minha livre associação flutuante levou-me a esta...)
XY: "Bem, eu já estava preparado pelo médico da família. Papai morreu de câncer. Fui aconselhado pelo doutor que tivesse à mão uma toalha na hora da morte, pois o câncer de pulmão costuma, na hora da partida, provocar vômitos de sangue. Na hora da partida estávamos eu e minha avó... não houve sangue". (A emoção emerge dos olhares, a respiração surge sôfrega, a hora de jogar a toalha inicia-se.)
B: "XY, escolha entre as pessoas do grupo aquele que poderia representar seu papai moribundo. Gostaria de dramatizar essa situação do leito de morte".

Drama em um ato

XY escolhe ZK, um personagem do grupo bastante querido por todos. Por escolha do destino do não acaso, XY escolhe o colega que traz em sua cruz a tragédia da morte. Vítima e vitimado são cúmplices de um papel. Atores de uma mesma dor. O pai de braços abertos sobre a cama, a avó anarquista, ao lado, a distância comedida de um ato ético, o do respeito ao moribundo. Ele ajoelhado ao lado, segurando numa das mãos a toalha, lança-a ao chão e inicia, em movimentos bruscos, a desvestir o cadáver do pai. Sozinho entre lágrimas surdas e gestos de carinho, acelera seus movimentos, dando uma impressão mista de vesti-lo antes que o corpo esfrie e de abraçá-lo por infinitas últimas vezes. À medida que manipula o cadáver do pai, seus braços em movimentos rápidos dirigem-se do corpo até próximo de sua boca. Reproduz a comunhão dos mortos.

Intervenho no gesto, permitindo que expresse livremente o último gesto de comunhão. Irrompe a estase energética de uma dor, entre religioso e mundano ergue os braços solitários em direção aos céus aliviando a dor da escápula. Dou-lhe meu colo, encontra em meu peito e pernas um respaldo esperado, após tantos anos.

Divide comigo o momento da cultura que lhe permite aliviar-se do fardo do cadáver insepulto. O colo a tanto pedido: o nó pedindo os afagos de um antigo colo, a escápula sem escapulir refestela-se em meu colo. XY tosse, escarra, gesticula com a boca o gesto esperado. Hemoptise, o jorro sanguinolento sacralizando a despedida. Tosse a antropofagia paterna. Pedaços do cadáver outrora oral e melancolicamente incorporados, vomitados e regurgitados sob a emoção da liberação do fluxo libidinal de afeto. Os braços iniciam a gesticular-se aos céus, os antigos abraços ao cadáverpai dirigidos agora talvez em direção aos papais dos céus. O som em forma de cantata irrompe de sua voz. Um canto de ópera ou o grito das carpideiras ressoa profundo na sala de grupo ou de velório? "Ó paúra... ohhh paúúúúúra... óhhh paúúúúúúra..... paúúúúúúraaa......paúúúúraaaaa!....." Durante alguns minutos canta o choro sob a forma de tenor. Lentamente desliza-se para meu colo, refestelando suas costas sobre meu colo o desejo de um antigo colo pedido. Adormece. Talvez, *chi lo sà*, tenha tido um sono com o sonho desejado: o de não ter sonhos...

Outra construção

Avó anarquista, bandeira anarquista: a cor negra do luto confundida com a cor da ideologia veste a mesa-altar do ritual antropofágico-eucarístico. O pai morto devorado. Comunhão dos mortos ou Identificação Oral Melancólica. A cena sendo preparada desde o início do "lambe-lambe" sob a memória livre-associativa: "Quando almoçamos servia o almoço sobre a bandeira anarquista". O grito do homem dos apitos. O apito infindo de uma "paúúúra" colocava em marcha inicial a entrada no "porto" ou no ancoradouro legislado da ordem do simbólico.

Obs.: Por que os "apitos" seriam três "curtos" de entrada e um "longo" de saída? Tenho uma hipótese analógica: a das antigas cenas primárias. A família de três que entrava no "porto" em espaços curtos — pequenos, pouco tempo — e sempre um "saindo" — o excluído — por um longo tempo... Porém, essa é uma história para uma outra vez, quem sabe?

Obs.: "Briganti, estou chegando de uma sessão de um filme maravilhoso. *Smoke*. Estou muito mexido, é maravilhoso. A cena que mais me comoveu foi a do homem da tabacaria. Tirou fotos de uma mesma esquina durante anos. A mesma foto, o mesmo lugar, seu amigo, um escritor, ao ver aquelas 4 mil fotos no primeiro instante as considerou iguais. Depois, a pedido do dono da tabacaria, viu-as lentamente, e notou as nuances, ali um personagem, acolá um automóvel, aquela ali com uma luz distinta..." (Contratranferência: "Repetir, recordar e elaborar". A cena dos "lambe-lambe" continua vívida. A construção é de sua autoria. Ele caminha o caminho do seu "Isso". Groddeck presente em minha memória, recordo sua carta a Freud: "[...] sou de opinião que o homem é dominado pelo Desconhecido. Há um Isso nele, algo maravilhoso que regula tudo o que faz e lhe acontece. A frase 'Eu vivo' está apenas condicionalmente correta, ela expressa um pequeno fenômeno

51

parcial da verdade fundamental; 'O homem é vivido pelo Isso'".) XY continua, a outra cena do filme, a do Natal, é fantástica, estou todo arrepiado. Ele é roubado na tabacaria por um garoto preto do Brooklyn, corre atrás e o garoto deixa a carteira cair. Lá estão o endereço e três fotos (O "lambe-lambe" continua... "Repetir, recordar, elaborar". Ele, ele com provavelmente a avó, ele bebê com a mãe, e ele.). No dia de Natal resolve devolver a carteira. Dirige-se até a pobre casa, toca a campainha e lá de dentro uma voz: "É meu neto?"; e ele responde que sim. A farsa continua por toda a noite de Natal, ele sai para comprar a ceia e o vinho, e tem com a avó a ceia de Natal. Ao final dirige-se ao banheiro e lá estão algumas máquinas fotográficas. Roubei, pela primeira vez, esta velha Roleflex, com que tirei essas fotos. (Ladrão que rouba ladrão tem cem anos de perdão, ou identificação melancólica-projetiva.) Voltei no dia 27. (Voltei ao lugar do crime ou Dostoievski reproduzido em *Crime e castigo*?). A casa fechada, o vizinho ao lado atende-me. "Dona Ethel, faleceu na madrugada de Natal..."

B: (O trabalho de interpretação-construção *after analysis* continua. O disparo das cenas primárias continua: sob a fumaça do *smoke*, as fotos com as primeiras mulheres amadas; o roubo da tabacaria — o que será que o menino preto ou em negativo roubou? Uma cigarrilha, um charuto, um fósforo, ou um...? A avó fantasmaticamente presente; o ritual da comilança-antropofágica natalina; o novo menino Jesus, nascendo sob a mesma esquina da vida. As esquinas-estruturas permanecem sempre as mesmas, as encruzilhadas nunca se deformam, sempre o mesmo caráter, possuindo sempre o mesmo proprietário, mesmo que este às vezes seja Exu. Permitem mudanças apenas nos detalhes de um nuance perceptível sob o *fog* de um *smoke*. Ah! ia me esquecendo: enterrou-se também a vovozinha!).

Carta de Navegação

Uma análise só pode avançar quando se desce a pequenos detalhes a partir das abstrações que os recobrem. A discrição é incompatível com uma boa apresentação da psicanálise.
É preciso tornar-se uma pessoa má, violar as regras, sacrificar-se, trair e comportar-se como o artista que compra tintas com as economias domésticas da mulher ou queima os móveis para aquecer a sala para sua modelo. Sem um pouco dessa criminalidade, não há realização verdadeira. (Carta de Freud a Jung)

V
Sobre Instituições ou a Incrível Armada do Exército de Brancaleone ou a Globalização Pós-Antiga

Aqui algumas linhas reflexivas para acercarmo-nos dessa obra produzida em 1966 pelo diretor Mário Monicelli, com atores como Vitorio Grasmann, tentando reconstruir esse momento cinematográfico confundido, às vezes, como tela pictórica, escultura, rabisco, ou com uma ligeira flechada desconcertante em nossos corações. *Cinema Paradiso* em corações que ainda podem palpitar.

Os gestos épicos contorcem-se ao histriônico, acompanhados da lente percorrem as construções das idéias, das luzes, dos diálogos, envolvendo-os nessa história platonificada. "Platô", segundo os conceitos de Deleuze e Guattari, que, entre outras tantas coisas, nos ensinam a polifacetar as relações sob uma rede infinita de cortes que se entrelaçam à semelhança de anéis, demarcados por uma rede contígua de ligações ou rizomas.

A armada Brancaleone na atemporalidade de sua caminhada marchará sob esse *designer* rizomático. A mistura da lógica artística com a lógica científica relembra-me o físico Heisenberg em seu livro *A parte e o todo*: "[...] muito freqüentemente esquecido, que a ciência é feita por homens. Isso é relembrado aqui na esperança de reduzir o hiato entre duas culturas, a arte e a ciência [...]".

A incrível armada de Brancaleone nos conduz a essa proximidade entre ciência e arte interpenetradas como os anéis rizomáticos. Detalharemos alguns aspectos que tiveram mais importância sob nossa perspectiva ou territorialidade, que como sempre é de não ter um aspecto ecológico.

Iniciemos o recorte dessa obra pelo cenário de fundo, presente em todo o decorrer das histórias.

Ali, encontra-se um momento histórico em que se tentava implantar o que até hoje se busca: a globalização. Essa é a nomenclatura moderna do que ali se tentava efetuar, ou seja, invadir o mundo sob um mesmo conceito a todo custo. A evangelização pela catequese informal mediante a fé de um novo absurdo, ou que se convertam pelas espadas! Lá pelos idos das cavalarias os antigos-modernos executivos da época, em busca de ascensão, denominavam-se cavaleiros. Buscavam a qualquer preço um lugar em alguma empresa ou feudo, por menores que fossem os castelos ou gorduchas as filhas dos nobres. Talvez um dia a genética explique a relação quase absoluta entre poder e riqueza e produção de filhas não tão formosas. Ou será que não é apenas uma questão genética? Talvez a grande maioria de feias no poder ocorra por causa da contração do espírito sob a vergonha íntima de uma dor de timidez. Quero acreditar nisso, todos teríamos uma pequena esperança, de exercícios de humildade do poder...

Mas o desejo do sucesso pelo sucesso a qualquer preço, numa sociedade violenta e tragicamente dividida social, política e economicamente, apresentava um ideal, ou uma linha de fuga *continuum* e comunitária: a cruz. Às vezes com um corpo dependurado que transfigurava-se do esquálido ao atlético, do másculo ao efeminado, a figura do comandante maior sempre presente mesmo em sua ausência corporificada: o Cristo ou a Cruz.

O emblema Cruz espelhava-se tão ou mais por todo o mundo quanto o M de McDonald's, ou Coca-Cola: por todas as praças, escudos, bandeiras, discursos, andarilhos, profetas, videntes, clarividentes. Todo místico vendendo à comunidade sua íntima revelação-relação com o *Boss*-Cristo. A turba atrás ingere, come, absorve sem a menor idéia do que contém. E tem de ser bom. Hambúrguer e *Coke*, a dupla idealizada de uma globalização invasiva e dominadora dos poderosos, à semelhança de Pão e Vinho. Linhas de acesso ao não falecido.

Este o ideal de qualquer *Boss*: imortal senão eterno; mágico, está em vários lugares ao mesmo tempo; bom, ao mesmo tempo que severo legislador; incapaz de errar; fala por metáforas o que possibilita ser confundido com genialidade; não tem família nuclear; não tem esposa; filhos ou amantes; está eternamente casado com a causa dos partícipes de sua empreitada.

A crucificação teve entre outros tantos fatores um enorme sucesso de aceitação, pois os modelos de sobrevivência, de ataques dos inimigos de fora, da possessividade, das monarquias, das consanguinidades divinas dos nobres, da amargura doentia do ser pobre. Pobreza compreendida como sinônimo de doença e repúdio. A crucificação como plasticidade do cotidiano de uma época eterna. Crucificação é isso aí! Cruz, homem, Cruz...! Central do Brasil, Caminho de Jequié em direção a uma Baixada santista qualquer, eis aí a praga insidiosa que continua a manter-se viva. Ah! esses pobres não nos dão sossego. Solução divina: é deles o reino dos céus! Solução terráquea: os poderosos ao Vaticano onde a luxúria terráquea esbanja esplendor, obras de arte, tapetes, o maior antiquário autêntico do universo. Porque é deles o Reino dos Céus.

Mas os pobres são no mínimo impertinentes. Pobres são como *ecce huomo* Cristo. Ressurectos convictos. Vivem mortos, acordam vivos. Devem ter pacto com o Demo. Sujos, descalços, fortes nas construções, sem sapatos, caindo dos andaimes, andando de paus-de-arara, convivendo sem esgotos, água encanada, sem hospitais, muito menos médicos, suburbanos da convivência com as drogas, e a pior das moléstias: a ignorância instaurada no analfabetismo proposto.

Pobre vive a essência da realidade cristã; vive morto renascendo todos os dias, apesar de os Herodes multiplicarem-se em todas as cidades em esquadrões autorizados pelas oligarquias: Estuprar pode, matar não! Eis aí o grande paradoxo da globalização daquele momento: *Boss* renasceu, surgiu em carne aos apóstolos; Thomé tocou as chagas feridas após o falecimento; a vida triunfou sobre a morte. O proposto: a morte em vida vencedora. A vida em pós-morte deferida.

Porém a morte é essa eterna figura que nos espreita a todos diariamente, atrás de cada semáforo que, quando dá o vermelho, acelera nossa pulsação; a morte que nos espreita em cada hospital do governo; a morte que todos os dias nos avisa pelos sinais dos bueiros, pela moradia das criancinhas do brasilzinho sofrido. Vinde a mim as criancinhas... marginais de São Paulo, no *airbag* grã-fino abrindo sem aviso; nos salários mínimos matando de fome os pobres de Cristo; nos planos de saúde com seus milhares de artigos restritivos e com uma frota de helicópteros ou aviões a jato cruzando os céus em busca de hospitais ou vida — em tudo podemos crer e termos fé na existência dos atendimentos, por que é absurdo!

Proliferam os tratamentos ortomoleculares misturados a dietas com soja; mais um exame iridológico *plus* gotinhas de medicina antroposófica; mais uma internação cromoterápica; mais uma ou duas gotinhas diárias de empostação energética de cura; mais uma leitura cabalística do fiozinho de cabelo e não esquecer de acelga, chicória, espinafre, bolo de tofu, bolinho de tofu, carne de tofu. Tudo sempre ao sabor contínuo de molho de shoyou, e digeridos em noite de quarto-minguante, busca de uma vida mais longínqua, pois mais distante dela está a *Vechia, chi é bruta,* fétida e eterna: a incorrigível morte.

Surgem em nome da morte os curadores, os *hellings* vendendo milhares de livros, as *pós*-antigas igrejas faturando, faturando e comprando redes de televisão para aproximaram-se mais e mais do combate ao Demo, ao filho deslustrado do divino, *Le Diable*. Coelho, o Paulo, virá nos redimir. Com uma pequena viagem a Santiago de Compostela, nas doces pradarias espanholas, numa marcha de mártires, encontraremos pelo menos uma terceira, quarta, quinta ou oitava visão. O caminho do encontro divino é barato, o custo de um livro.

Marchando semicéleres de olhos abertos pela fé, obscurecidos pela fé, idiotizados pela fé, semidivinizados pela fé, encontramos deuses nas terras da tourada. A arte de sangrar o touro ao ritual uníssono de um Olé! A pobre besta cai estonteada, vítima de seus instintos de autodefesa. As dezenas de homens o abatem, cortam-lhe as orelhas, o pedaço do rabo. Recebe o nome de arte a selvageria do animal humano *versus* o animal bovino. Revivo na terra primeiro-mundista de Coelho um estágio milenarmente mais involuído que meus índios ditos selvagens do Xingu. Ah! denominam o sacrifício animal de arte tauromaquia. *Ecce huomo...*

Os cavaleiros estão por aí nas figuras dos xamãs, neoxamãs, quando virão os *pós*-xamãs? Transpessoal com encadernações passadas, mais o sino que desperta os mortos, mais o homem filho do Homem ressuscitado, mais e mais... Somos todos à imagem do pai, partículas divinas! Zenon surge: o olhar xamânico presente. Olhos esbugalhados na espreita do mundo invisível, o cajado, a túnica, os cabelos desgrenhados ao vento, a voz que emerge das profundezas do esôfago em som cavernal acompanhada da miséria humana. Enfermos de sociedade, em busca de um lugar, na procura de um território, seja este qual for. A mídia ensina: o importante é ser importante!

Brancaleone obedecerá pela enésima vez aos mandos do social: obedece a Zenon pela possibilidade de troca ou da dignificação pessoal, por um pedaço de honra e títulos. Lutemos contra aqueles que não são fiéis. Essa a forma globalizada de vermos o mundo. Ataquemos de qualquer forma os malditos, os sem fé pela espada em nome da Cruz.

Quem com ferro fere, com ferro será ferido. Não foi lido, muito menos recordado... esse Cristo não era, ou era de uma outra face da mesma moeda, encontrada em um outro texto: o Evangelho.

Mas Cristo surgiu, mostrou, venceu a morte, que "Lázaros" o digam. Mas a matriz global da época, Roma, vencida pelos judeus há quase dois mil anos, estes dominados por uma tríade complicadíssima de compreensão, reina poderosa e formata o pensar humano daqueles momentos, ou até hoje: Jesus, José, Maria. A Sagrada Família constituída por um Pai que não aquele que funciona no papel de padrasto. Mãe que não é mãe natural, pois ainda é e sempre será virgem. E o verdadeiro Pai, como sempre, raramente aparece, somente em situações denominadas de milagre ou por manifestações a alguns poucos humanos eleitos. Segundo o time vencedor, ou judaico, por meio de vozes audíveis de alguns poucos eleitos, Ele surge em fogos em figueiras, e sempre como todo bom pai que se preze, extremamente severo. A fé surge então límpida como sinal de esperança em uma credibilidade que nos aliviará da única coisa certa: a morte.

Brancaleone e sua armada sabem disso, e correm para tentar viver como ricos pagãos os momentos que ainda têm aqui na Terra. Do lado de lá — nas histórias sempre tem de existir um Muro a ser transposto — está o inimigo, o mal. E lá estavam os filhos do Islã originários das mesmas famílias, todos tendo por Abraão, Sabá, Ruth, Sara, as mesmas primas, irmãs e mesmos irmãos, mas como em toda família, contendo facções que sempre se julgam melhores do que as outras.

Brancaleonicamente explicando: as da banda daqui tendo mais valia, ou seja, a tríade do rabino dissidente Jesus e seu substituto em Terra, o Santo Padre, e nas de lá, as de menos valia, o parente mais próximo de Deus, o profeta Maomé, e seu substituto em Terra, Aiatolá.

....

O cenário montado, e a retórica o tempo todo paradoxal. Continuemos com alguns paradoxos, com todo o respeito. Cristo vivo, cheio de amor e, vivo, esteve no Santo Sepulcro por três dias. Surgia o primeiro paradoxo funcionando como palavra de ordem: precisamos resgatar o espaço terráqueo — material onde o nosso filho de Deus esteve enterrado, sepultado e renasceu. O território de Jerusalém precisa ser conquistado. É a lição de Cristo desaprendida ou forçosamente renegada. De nada vale a matéria; o necessário é recapturar o território sepulcral que se esconde em algum lugar chamado Jerusalém. Tudo pela globalização ou domínio em nome do Bem.

Este breve intervalo nietzschiano, em seu livro a *Genealogia da moral*, nos ensina: "O conceito de Bem ou Mal é originário dos mais fortes, dos dominadores, que decidem o que é Bom do que não é".

Retornando ao cenário de Brancaleone, podemos chamá-lo de "paradoxal", pois constrói-se o delírio ou alicerce da globalização ou Cruzadas, ou tentativa de sermos todos iguais, ainda que na marra. Aqui esconde-se a mais profunda das sementes racistas, citado em *Mil platôs*, no capítulo intitulado "Rostidade": "Do ponto de vista do racismo, não existe exterior, não existem as pessoas de fora. Só existem pessoas que deveriam ser como nós, e cujo crime é não o serem".

O personagem Brancaleone surge soberano sobre seu cavalo descomandado Rocinante, de cores rosas, sempre desobediente diante da irracionalidade do cavaleiro. A besta humana subjugada à reflexão do quadrúpede sensato.

Brancaleone desesperado em inserir-se ou ter pertinência em alguma empresa de respeito, alguma Microsoft, *Banks of the Banks*, GM, ou o Feudo de Dom Pedro de Alvedar y Cia., ou algo parecido da época, não enlouquece. Vive a loucura de sua época política, econômica, religiosa, social etc., e constrói sua particular subjetivação em luta pelo sucesso ao sucesso, independentemente dos ferimentos, úlceras, riscos de batalhas, estresses, ferimentos, enfartes ou morte. O delírio de Brancaleone é universal ao mesmo tempo que é individual. Um constrói o outro que reconstrói o um.

Os rostos dos cavaleiros são todos iguais; quem os construiu? São dóceis no trato social ao mesmo tempo que dependendo do "comtrato" transubstanciam-se em assassinos. É o encontro dos cavaleiros sempre perdidos e confusos, tal qual na cena em que, numa imensidão de campos, forçam o encontro cabeça à cabeça de cavalos, um tem de ceder.

O paradoxo cristão dê a outra face e a cruz na cavalariça não cede nem a passagem. A luta caricata repinta o absurdo: "Duela a quem duela", duelam. Cortam a machadadas a árvore, ceifam o campo de trigo, preservam seus corpos intactos observados por um exército que os fita a distância, denunciando a farsa ou mais um paradoxo.

Brancaleone solitário, no início do filme, debate-se com os jovens mais bem-treinados nas academias da época, com animais mais possantes, e armamentos melhores. Rocinante salva-lhe a vida; foge, antes de covarde, sabiamente da morte. Humilhado no chão, mais uma princesa perdida, mais um emprego de genrocrata desperdiçado, aceita o diálogo com aquele grupo de homens, que buscam o mesmo que ele: suas particulares Roma ou Jerusalém, ou Nova York ou Califórnia da época.

Um outro paradoxo. Surge um papiro que contém uma possibilidade de pertinência. O papiro é lido até onde interessa. Ao portador daquele documento são prometidos títulos de doutores, *certificates*, pertinências instituídas, abençoadas pela autoridade do conselho maior — os representantes de Cristo na Terra que moram na capital do antigo império pagão Romano. "Por que desejas tuas outras vestes? Já não tens as que cobrem o teu corpo?" O papiro é lido segundo o interesse do grupo, sendo negadas e rasgadas do documento as partes que serão o segredo de toda instituição, até os dias de hoje. Por exemplo, a escolha da carreira de médico.
O jovem ouve o que é lido nos papiros-séries *Dr. Kildare*, Emergência qualquer etc.: "Seja médico, é nobre, salve vidas, aventais e roupas brancas, sirenes abrindo passagens nas avenidas, o reconhecimento dos outros ou nos outros". Rasgam os pedaços dos papiros que inscrevem a pertinência médica à escravatura das multinacionais ou estatais, ou outras coisinhas que escondem o médico mal-assistido, mal-remunerado, e responsável absoluto pela morte do outro; hospitais inadequados, semi-alfabetizadas travestidas em enfermeiras... Branca, branca, branca, Brancaleone!

....

Brancaleone inicia sua caminhada indicando o sol como testemunha; o caminho era de um outro lado. Ou pode ser qualquer lado, os rizomas deleuzianos pintados em vida e emoção, tudo intercala-se numa ordem de aparente desconexo, de aparente desregra, porém a História constrói-se nessa paisagem desconstrutiva ou semicubista.
Brancaleone não será uma metáfora, muito menos um psicótico, muito menos um marginal. Ele é parte de cada um de nós ou de nações. Deixe-me lembrar o chanceler Bismark, que foi autor da unificação alemã em 1897: "As nações viajam na corrente do tempo em que elas nem criam e nem dirigem, mas na qual têm de navegar com mais ou menos destreza e experiência [...]".

Bibliografia

A incrível armada de Brançaleone. Filme de 1966, com Vitorio Grassman. Dirigido por Mario Monicelli.
DELEUZE, GILLES e GUATTARI, FELIX. *Mil platôs*. São Paulo, Editora 34, 1997.
HEISENBERG, WERNER, *A parte e o todo*. Editora Contraponto, 1996.

Comentário de Antônio Cortese, sócio-gerente da TEC Brasil, dirigiu o Private Bank do Citibank e a *Gazeta Mercantil*. É engenheiro pela USP e pós-graduado pela FGV.

A igreja da Ordem Terceira de São Francisco, de Salvador, avoenga da sua vizinha maior que hospeda o lindo retábulo dourado do santo dos bichos – sem ofensa, com todo o respeito – começou a ser descascada das numerosas e grossas camadas de cal que o zelo sacristão lhe oferecera por duzentos anos, numa festa junina da década de 1930. O inocente eletricista, que pregava uma tomada na sua falsa pele, revelou a magnífica fachada esculpida em pedra-de-liós rosa por um cantoiro galego, migrante para o México, onde trabalharia na igreja do Zócalo, como contou a guia e diaconisa baiana. A mesma talha que serviu para impor o invisível, o inefável e o impalpável do projeto de dominação, exploração e poder da aventura ibérica e serve hoje para mismerizar o turista, também serve para alterar as percepções convencionais da luz, da sombra, do movimento e do tempo. Serve para desdobrar, descobrir, atualizar e desmistificar o sentido das instituições e suas paradoxais, contraditórias, multipolares, atemporais, entrelaçadas e desenraizadas produções. Santa contradição, santo paradoxo. Santo rizoma Tomara seja para reapropriar o destino diferido. Ao contrário dos silhares de azulejaria da sala do conselho daquele templo menor, quase únicas cenas testemunhas do cotidiano português remanescentes do grande incêndio de Lisboa.

VI
Pequenas Palavras sobre o fim da Instituição ou do Estado-nação

Kenichi Ohmae escreve um texto cujo título utilizo nesse trabalho: "O fim do Estado-nação". Acrescento ainda a palavra *Instituição*, pois acredito que este momento de mundo em que vivemos deverá levar a profundas alterações de todas as ordens e em todos os níveis. A atualidade despede-se do mundo antigo. Surgem novas formas de governo e de instituir.

O ex-presidente norte-americano George Bush anunciava a "nova ordem mundial" — o velho mundo desintegrou-se". Essa frase contém várias verdades. A mais recente e a mais importante de todas, do ponto de vista da obviedade, é o fim da Guerra Fria. A última fronteira entre o "Bem" e o "Mal" deixava de existir. Do policialesco, da aventura, dos debates ideológicos sobre a construção de um Estado, da forma de viver uma sociedade etc. A guerra entre a democracia do capital individual e a do capital do Estado chegava ao seu final sob um luto que encerrava a expectativa de um outro devir.

O "mundo antigo" produzia uma visão limitada e dividida entre duas margens. E todos sabemos que as margens ou fronteiras conferem uma navegação mais cômoda, principalmente para a imensa maioria, que nada entende de navegação. A visibilidade de um dos lados ou margem confere segurança, mesmo que haja bancos de areia ou pedras a flor das águas. Mas as margens pelo menos encontram-se a distância visível de um olhar ou algumas braçadas.

Optar por uma das margens tranqüiliza o navegante, independentemente da margem ou fronteira escolhida. É uma forma, um comportamento ou hábito milenar de viver. Desde memórias do Império Romano, a fronteira estabelecia uma arte, um modo de vida, uma particular legislação, uma particular participação comercial, uma particular inserção sócio-político-econômica etc. Todo esse complexo constituía a cultura de um Estado-nação ou instituição.

A plasticidade concreta da fronteira no mundo atual ocorreu com a construção em cimento, ferro, arame farpado, em Berlim. Talvez o marco desesperado e último de um mundo em início de um fim. Quando se necessita recorrer à construção concreta de uma proposta ideológica, é o pré-anúncio de um fim. Todo estado de sítio ou sitiado denuncia a falência. As cercas podem durar o tempo da dureza da concretitude. Um ideal ideológico escorrega no pensamento e enclausura-se na alma livre, tendo vida muito, muito mais longa.

A construção do muro e sua derrubada propõem o fim de Uma história, não o fim da História, como pretende Fukuyama. Sua proposta encerra um equívoco: nada é definitivo, enquanto há vida; tudo é mutável, permeável, plasticizado, transformado, independentemente das forças que esperam mantê-los eternos.

É o fim de uma proposta em virtude do nascimento de outra. O nascimento de outra proposta não nasce filha única, é poligemelar. O nascimento é construído, surge de múltiplas e infinitas direções que se entrelaçam, aparecendo lentamente um novo ser de uma nova era. As facetas são polifônicas e polifacetadas: economia, política, religião, informação, tecnologia etc. se misturam num aparente e coordenado caos, até a elaboração de um modelo. Este também não estanca como tal. É dinâmico em essência. É contínuo como tentativa.

O modelo biológico da vida humana é uma boa metáfora. Começamos com a comunhão de um óvulo com um espermatozóide, invisíveis, que carregam dentro de si todo o potencial genético da vida humana. Transforma-se inicialmente numa múltipla massa de células que em sua forma recebe o nome de mórula — semelhante a uma amora. Aparentemente disforme, esse conglomerado, com o passar do tempo, formata desde Albert Einstein até o inimaginável... Assim é a analogia da construção de uma proposta de vida. Nasce disforme até o inimaginável.

Quem poderia pressupor que o ideal de Marx e Engels terminaria em muros guardados por pastores de todas as espécies, cercas de arame farpado, metralhadoras etc. A liberdade humana de Marx e Engels plasticizada nos infinitos cárceres.

A queda do muro traz o alívio do fim marginal entre o Bem e o Mal, carregando consigo a angústia de convivermos intrinsecamente com o Bem e o Mal. Não há mais bandidos ou mocinhos a serem atacados ou defendidos. Os peles-vermelhas como os caras-pálidas, todos têm melanina... Kenichi Ohmae conduz o leitor a uma viagem mais iluminada ao seguir as trilhas do momento atual. Ele tem uma sólida formação: a do viajante que não se deslumbra apenas com os monumentos ou preciosidades gastronômicas deste ou daquele restaurante. Carrega consigo uma enorme bagagem. Durante duas décadas trabalhou na McKinsey & Company, na qualidade de sócio-sênior. Viajante, como se denomina, dos três centros básicos: EUA, Europa e Ásia. Talvez tenha esquecido, de mencionar o outro pólo básico da maldição racista: a África sendo genocizada, sem nenhuma ou com pouca manifestação dos povos ditos civilizados. Voltemos à nossa referência inicial, Kinichi que a partir de sua vivência tripolar vive a possibilidade de mesclar as diferentes culturas, configura, numa leitura sucinta e inteligente, a percepção de um novo modelo de existência, que ainda caminha por labirintos mal iluminados.

Pelas próprias características de estarmos mergulhados nesse caminho durante sua construção. A humanidade vivia enlutada pelos tempos de existência das fronteiras, e aliviada espera com timidez um novo horizonte que surge sem as fronteiras.

Os pontos de referência básicos, a partir dos quais o autor desenvolverá seus conceitos sobre o novo mundo que surge e a falência dos antigos Estados-nação que denomina como antigos dinossauros, são desenvolvidos sinopticamente por meio de quatro "I": INVESTIMENTO; INDÚSTRIA; INFORMAÇÃO; e INDIVÍDUO.

Investimento

No passado, havia toda uma estratégia político-econômica entre os governos dos Estados para se obter recurso, e o acesso ao *know-how*, como troca no acesso ao mercado local. O recurso estava atrelado ao dinheiro do Estado. Havia um capital nacional e um verdadeiro exército de burocratas.

No presente, o que importa é a qualidade do investimento. O dinheiro sempre caminhara na direção da boa oportunidade do melhor investimento.

Indústria

Tempos atrás a transmissão de *know-how* e a implantação de indústrias envolviam uma operação de interesses de Estado.

Nos dias de hoje as questões de Estado ficaram secundárias quando não irrelevantes, diante do mercado em que as empresas multinacionais desenvolvem seu próprio mercado mediante seus próprios desejos e necessidades. O deslocamento de uma empresa é uma forma arquitetônica pensada apenas na virtualidade no sentido de potencialidade. Uma empresa contém parte de sua produção na região do mundo que a interessa, como China, Argentina, Paquistão, Eslováquia etc.

Informação

No passado a lentidão das informações limitava o conhecimento que se constituía em privilégio de poucos. Saber é Poder. Os "Altos Estudos", fossem quais fossem, sempre estavam na posse do poder. Hoje a velocidade tecnológica do informar rompe com a nobreza da posse do saber. Qualquer um a partir de um ponto qualquer da Terra pode acessar qualquer departamento de qualquer universidade. O saber está diluído e é democrático, a todos. As indicações, por ordem de nomes, escolhas e dinheiro, lentamente diluem-se sob o desejo daqueles que querem em sua verdade o estudo. A revolução da cultura ou o início do contato com o aprendizado teve início.

Indivíduo

Sem informação, o indivíduo encontrava-se atrelado ao produtor que determinava o valor de sua mercadoria.

Atualmente a velocidade tecnológica imprime ao indivíduo a possibilidade de saber desde o custo até a qualidade dos diferentes produtos. Por exemplo: o custo de uma roupa em Roma, Nova York, Pequim comparado ao da mesma localidade em que se vive. O monopólio encontra-se às vésperas do naufrágio.

Essa nova ordem mundial, à velocidade da unidade bip de informação, que funciona logaritmicamente na base dez, desmonta os antigos modelos cartográficos de territorialidade. Recordando Deleuze, gera-se um momento de mundo em que as fronteiras são os Rizomas.

Sem início nem fim, entrelaçando-se num *continuum* infindo, produzindo interseções também infindas de um outro devir.
Ainda é cedo. A revolução não mais silenciosa teve início irreversível. Ainda no labirinto das profundas modificações que ocorrem, surgem os obscurantistas de sempre. Citemos, como exemplo, o ocorrido em 1º de maio de 1998, na culta e charmosa França. Um senhor, autodenominando-se de ultradireita, Le Pen, encontra a solução mágica para reconquistar a territorialidade antiga. Acusa aos brados, diante do museu de Versalhes, que os inimigos produtores do desemprego são os imigrantes. A eterna repetição de uma máxima: os culpados são aqueles que se encontram na direção de meu dedo indicador. A outra máxima: raramente o dedo indicador está dirigido para o próprio peito de que apontem.
Durante a manifestação pelas ruas da sempre bela Paris, montou-se um espetáculo digno de Brancaleone. Uma jovem senhora cavalgava fantasiada de Joana D'Arc, em seu cavalo branco escoltada por cavaleiros das Idades escuras ou média, mostrando o desejo desse agrupamento francês: o retorno à territorialidade feudal. A cultura de outrora. Os responsáveis são os de fora. A xenofobia a serviço da cegueira. O labirinto em que se encontram revela a obscuridade da distância que se encontram dos elétrons. Via-se ao vivo via CNN a moderna *Cidade de Deus* de Agostinho, desenhada à Paris pura, nas denúncias no mínimo arianas do senhor Le Pen. Aos arianos é sempre recomendável reconstatarem que também possuem hemorróidas e/ou corrimentos, no mínimo, como qualquer animal dito humano.
Foi sugestivo ressurgir na figura da antiga heroína francesa o desejo de um tempo que já passou. Joana deve ter-se mexido no túmulo sagrado balançando a cabeça. Todo o novo além do tempo necessário ao reajuste histórico, político, econômico e religioso, traz o medo da novidade acompanhado do oportunismo demagógico dos que querem o poder a todo custo. Falta de batata e ignorância sempre foi mais explosivo que pólvora. Porém as fronteiras da velocidade invisível da tecnologia eletrônica, robótica, informática etc. não são mais materialidade do místico ou da literatura de ficção. São realidades mais do que palpáveis. São sentidas por toda humanidade.

....

Aviso a todos os fóbicos de todas as espécies. O novo "Caldo de Cultura" já acontece e Ohmae o distribui em três níveis: o macroeconômico; a empresa; o mercado.

Macroeconômico: permite a transferência instantânea do capital para qualquer parte do mundo sem estar atrelado aos movimentos dos produtos físicos.

Empresas: os gerentes têm à disposição a velocidade jamais conseguida para saber dos desejos do consumidor. E informarem à mesma velocidade.

Mercado: o indivíduo de Salvador pode estar consumindo mais "californiana" que os próprios vizinhos do estado da Califórnia.

Queiram ou não os fóbicos, a Civilização Transnacional já teve início.

À época de Adam Smith, o jogo econômico estava estabelecido numa territorialidade circunscrita. As fronteiras estanques dos países, tais como: a lã da Inglaterra e o vinho de Portugal. No presente é a atividade econômica que determina a antiga "paisagem. Hoje, numa economia sem fronteiras, o aumento da demanda num país pode impulsionar a oferta — e com ela o nível de emprego — em outro país". (p. 36)

Os descontentes reclamam do clássico "O INTERESSE NACIONAL".

Leiamos Ohmae: "O surto intenso de raiva dos detentores do poder que coloriu tão audaciosamente as eleições recentes na França, Itália, Japão, EUA, e em outras partes do mundo industrializado, aponta uma resposta. Certamente, ele reflete, em parte, o descontentamento generalizado com as tentativas febris e muitas vezes corruptas dos detentores do poder de perpetuá-lo. Conforme afirmou apropriadamente um observador: quanto menos os velhos partidos têm a oferecer ao eleitorado, maior o desespero em levantar fundos de campanha para permanecer no poder; quanto mais desgastados estão como força histórica, mais necessitam gastar (Nathan Gardels, *Washington Post*). Mas isso reflete também um sentimento mais profundo do que está acontecendo, mais do que apenas o excesso de abusos de um sistema que normalmente funcionaria" (p. 53) .

O combate é grande, as batalhas serão numerosas, a guerra à economia global interessa a quem tem ou tinha privilégios nem sempre dignos na ordem do Poder. Porém, nessa revolução globalizante já se demarcam no mundo "cabeças de ponte" das globalizações em devir: a emergência dos Estados-regiões. O discurso dos poderosos, de manter o Interesse Nacional, a soberania dos Reinos etc. Porém o jovem chinês tem algo mais na sua cabeça, pelo menos o batom da Avon...

Porém, o batom da Avon não pode ser apresentado como fácil comercialização numa economia globalizada. Assim como o McDonald's de Praga que apimenta mais o hambúrguer e diminui a intensidade de luz de sua loja, e o tcheco que lê seu jornal após ter comido seu sanduíche. Todos teremos de fazer como o McDonald's — uma verdadeira ONU de quem é o que, e para quem, e como de cada território. Estamos diante de uma ampla reorganização das empresas ou Instituições e dos homens. O livre comércio talvez atinja o que todos desejamos, ou talvez queiramos em sonho: o respeito às tradições e costumes de diferentes regiões; recordando-se sempre que antes das margens o homem nasceu primeiro...

Comentário de Antônio Cortese, sócio-gerente da TEC Brasil, dirigiu o Private Bank do Citibank e a *Gazeta Mercantil*. É engenheiro pela USP e pós-graduado pela FGV.

Williamsburg Virginia, setembro de 1989. International Summit of a Leading Multinational Corporation. A Country Head *da Alemanha, talentosa estrela da grande instituição, expõe seu* One Year Plan. *Não fala da reunificação – que ocorreria no próximo janeiro – nem no plano das contingências. "É a reunificação?" "Improvável", respondeu a escultural louraça. Octavio Paz, aquele reacionário recém-chamado pela senhora da foice, muito justamente dizia que o desejo de imaginar anima a vida.* Imagination, o quinto "i", *nem dentro nem fora do indivíduo, do investimento, da indústria e da informação. É um "por i".* "Meat, chiken or imagination?". "Gi' me a ima, no pepper, red wine and catchup." *Daí, se tudo é imaginável, proibir é proibido e cada um cada um. Não se trata da mistificação da globalização geléia geral. Fala-se da desglobalização da geléia geral, do remapeamento dos territórios e do rearranjo das populações, dos seus elementos dominantes e das suas projeções de poder. Não fosse assim iríamos para Cuba, último reduto da utopia vencida, embora muito chata. O cara quer é rosetar, porque o futuro não é fornecido nem pode ser previsto ou raciocinado, é uma construção em curso contínuo. Ou, como disse a valquíria aí de cima, seis meses depois, à guisa de explicação: "A incerteza ficou global".*

VII
Influências e Contribuições do Pensamento Reichiano à Psicossomática*

1914, o homem dos lobos saía do consultório do dr. Freud. Uma típica tarde vienense, em que restava tomar chá acompanhado de bolinho monárquico de chocolate. O homem dos lobos sabia, desde os recônditos de sua imaginação, que continuaria a ser tratado por Melanie Klein, Lacan, Leclaire, por alguns de nós aqui presentes... Sabia também que seria um personagem literário por décadas seguidas, e contribuiria para páginas de interesses discriminatórias das psicoses e neuroses.

Freud tenta alçar vôo mais alto, mas rende-se à premissa que criara — a de buscar em cada personagem a história das raízes — ou à recorrência semi-interna dos temas familiares: o papai, a mamãe, a vagina, a castração etc. Freud chuta na trave a possibilidade de descobrir o ser humano polifônico ou rizomático. Também seria pedir demais ao sábio vienense. Dos desertos, o grito exasperante do profeta: "Tudo não terás!". Deleuze e Guattari na releitura freudiana, o farão sob a outra óptica de um outro mesmo século.

Este nosso século é caracterizado pela evolução filogenética andando a passos de tartaruga diante da velocidade supersônica da evolução cultural. Vários séculos em implosões ou explosões concomitantes.

....

* Conferência proferida no Encontro Reich — 100 anos, São Paulo, em 1998.

A compreensão reducionista, a busca da identidade una do homem, desgarra-o da matilha. O lobo não vive só. Sua identidade também dilui-se na rede infinita dos rizomas. Rizoma, como significado das redes de um formigueiro ou de uma habitação de ratazanas que escorregam umas sobre as outras, ou de um sistema de radículas que se entrelaçam numa ordem desordenada sem tempo, sem começo ou fim, sem possibilidade de extermínio, de contagem...
Eu quero ser um lobo! Você quer ser um lobo? A essa resposta idiota como afirma Deleuze, responde-se: não se pode ser um só lobo, mas somente um conjunto deles... cinco, sete, vinte... Séculos de lobos distante da explicação de que tudo pode-se explicar de uma forma mística ou esotérica. Você foi, ou você sofre, ou você tem isto ou aquilo; é o reducionismo animista pré-histórico de uma alimentação de unicidade. O delírio da fé alicerça a angústia da impossibilidade da solidão.
O que importa é a questão do devir. Devir-lobo-homem. É a questão da relação com a massa, a própria questão do sujeito na matilha, e a maneira de ligar-se a ela ou não. Já que nos manteremos ligados a ela, a qual parte do corpo estaremos atados: pelas extremidades, pela cabeça, pelo sexo, pela política, por detrás de uma lente fotográfica, pela imagem onírica do cinema, pelo espírito que vaga por ali?
Todos tentamos ao menos nos ligar pela periferia. Sabiamente tentamos atarmo-nos pelas bordas, fugindo céleres do centro da massa em que naufragaríamos massacrados e confusos. Distante dela pereceríamos no abandono. Nosso corpo tenta atar-se pelas bordas, à espreita dos movimentos sem lógica, impulsivos, genéticos, pulsionais quando não libidinosos dos movimentos da matilha que são sempre céleres, abruptos, desgovernados. De fato só sabemos serem imprevisíveis e arrítmicos, mesmo quando mascaram a quietude de um pretenso descanso ou trégua.
Freud tentou descrever as multidões, recorreu ao domínio do inconsciente para fazê-lo. Pecou pela grandiosidade de sua tarefa: no campo das massas era míope. O inconsciente era antes de mais nada uma enorme massa ou multidão.

Reich colabora, pois traz o corpo fantástico e as couraças dos caracteres amarrados ao fluxo libidinal. Cria o corpo fantasmático como possibilidade interativa do múltiplo. Gera antes de saber o corpo sem órgãos ou psicossomático.
O que é esse corpo sem órgãos ou psicossomático? Não é um corpo vazio desprovido dos nossos conhecidos órgãos, mas é um corpo

vivo, flamejante, energético, que se serve de todos os órgãos, sejam eles lobos, mandíbulas de tubarões, espadas de generais, álcool, *sex, drugs and rock'n roll*... seguindo num movimento sem passos. Organiza o corpo em tênues amarras, filogeneticamente anelídeos — anéis de tensão. Povoa-se o deserto. Configura-se a multiplicidade, distancia-se do mítico uno. O corpo psicossomático ou fantástico de Reich é vivo, pulsátil, orgânico, social, político, econômico, que de tão vivo expulsa o organismo de sua clássica e circunscrita organização. É a possibilidade da leitura somática da expressão emocional, que lê nos interstícios dos espaços o fluxo semilivre da libido quase sempre capengante. Ah! essas matilhas...

Esse Congresso comemorativo dos cem anos de Reich expressa pictoricamente o trabalho dele. Somos infinitos corpos — reichianosrizomatizados — entrelaçando-se às mesas em que cada um identificou-se com uma parte desse lobo-corpo-matilha-reichiano: uns, com a democracia do trabalho; outros, com a praga emocional, outros, ainda, com a questão do caráter, educação; outros, com a revolução sexual, orgasmo, biopatias... em que cada um trouxe um pedaço de caminho possível ou radícula na montagem desse rizoma que lhe competia, no mínimo, por amor. Fomos tecendo uma infinita rede rizomática, multiinterdisciplinar, psicossomática e reichiana.

O legado maior de Reich foi o de instaurar a psicossomática de um corpo sem órgãos, criando o espaço de um corpo povoado de múltiplas multiplicidades. Tomemos como exemplo um clássico, aquele que o próprio Reich descreverá, em sua famosa entrevista aos representantes dos Arquivos Sigmund Freud:

"[...] veja esta fotografia de Freud em 1925. Está com uma expressão muito triste, um verdadeiro desespero. Em que consistia seu desespero? Se eu tenho razão, se interpretei corretamente a sua expressão emocional, o problema é saber por que estava em tal desespero, e por que não notei antes em 1925 ou 30. Quando conheci Freud, em 1919, era uma pessoa com muita vida. Descrevi-o um pouco no primeiro volume de *A descoberta do Orgone — a função do orgasmo*. Ele era vivo. Ele era franco. Ele era cheio de esperança. Era cheio de espírito e zelo. Depois de 1924 aconteceu algo. Não sei se sabe que ele se afastou de todas as reuniões e congressos em 1924. Foi nesta altura que se desenvolveu o seu cancro no queixo... O cancro em minha investigação é um mal que se segue à renúncia emocional — uma contração do fluxo libidinal ou bioenergético, um desistir de ter esperança.

Atrás daquele tumor existia desesperança que não poderia estar restrita e imputada apenas às células queimadas por anos seguidos de charutos, ainda que de boa qualidade. Escondia-se um corpo psicossomático — rizoma de angústias familiares, vida sexual com Martha, seus filhos que não cessavam de chegar, a angústia de dinheiro, o anti-semitismo milenar na velha Europa de sempre, o cunhado coabitando o mesmo espaço, as reacionárias associações médicas da época, a psicanálise selvagem, o toque revolucionário na sexualidade vitoriana, a formação da proposta teórica psicanalítica, a construção da sociedade de psicanálise, as fofocas, as maledicências, a cocaína trilhando os caminhos de angústia etc. Múltiplos Freuds, trilhando rizomas, construindo seu particular corpo psicossomático.

A extraordinária contribuição freudiana da instauração do enunciado edipiano faz parte de uma das redes rizomáticas. Somente antiedipicamente discorda-se por levar o paciente a acreditar que poderia produzir enunciados pessoais, individuais, e falaria em seu nome.

Reich contribui para a identificação e construção desse homem-lobo-biopsicossocial-somático etc. ou um projeto do devir. Devir psicossomático ou homem-esperança. Em todo rastro literário que Reich constrói, adota uma postura na busca de um devir: otimismo em relação ao futuro, a eterna confiança na juventude.

Da esta trama psicossomática-rizomática. A contratura do masseter, comprimindo as arcadas, ferindo continuamente as articulações, obstruindo a circulação energética, travando a língua, não podendo dizer tudo o que teria tido vontade. Aspirando a fumaça contínua que acalentava no calor, ruminando amargores, elevando o queixo arrogante para poder sobreviver aos diferentes tapas na cara, que seus lobos primeiros lhe deram virando-lhe as costas — os médicos remanescentes do império ariano austro-húngaro etc.

Para o devir reichiano, perderam-se sob o rastro da historicidade os valores culturais característicos do humano, e para que não se perca o restante, seria necessário que a sociedade sofresse uma transformação radical, na qual cabe aos jovens a responsabilidade da ação reconstrutiva e aos seus pais a responsabilidade de conscientizá-los dos desvarios que, nas gerações anteriores — inclusive a dos próprios pais

— vêm ocorrendo. A necessidade de revalorizar as nossas características humanas, a começar pelo respeito à vida e norteada esta pelo respeito à teoria da libido, que lentamente está naufragando.

O devir psicossomático de Reich foi um trabalho contínuo sobre as emoções libidinais, como uma continuação direta desse princípio descoberto por Freud, e abandonado pela institucionalização da psicanálise, e tudo que acarreta ao instituir-se uma ideologia: Reich ao iniciar sua famosa entrevista aos representantes dos Arquivos Sigmund Freud em outubro de 1952, assim disse:

Deixei atrás de mim uma época que finalmente segurou um pequeno recanto do sistema de pensamento freudiano, mas que atirou completamente pela borda a coragem de Freud para deixar em completo abandono a investigação básica das emoções humanas por considerações mesquinhas como uma carreira, fortuna fácil, reconhecimento fácil por instituições que deviam a sua própria existência ao subterfúgio dos verdadeiros fatos da vida que pretenderam, falsamente, revelar.

Assim é também esse lado de Reich: duro, franco, talvez um romântico visionário, quiçá juventude demais em suas colocações, ele mesmo confessava ter ido longe demais... Porém o legado reichiano maior foi o da interdisciplinaridade. Sua própria trajetória profissional expressou-se sob o devir homem-matilha-multiinterdisciplinar. Levou-o sempre a novos campos, a novas áreas de pesquisa, sabedor de que o conceito institucionalizado de especialização leva às últimas conseqüências conceitos como o de seriedade e produtividade. Antepõe-se a esse conceito o que Victor Fankl já propunha: o fruto da especialização leva o homem em direção à compreensão de um mundo monótono e enfadonho, conduzindo-o ao esvaziamento de sentido, pois perde-se a visão global do mundo.

Reich legou, pelo seu raciocínio do devir, a possibilidade da construção de uma psicossomática por intermédio da retirada da especialização extrema. Sabemos que todo especialista que tenta mudar o curso de suas pesquisas é acusado de diletantismo não-científico, e isso é levado a mal, recebendo na cara um antigo adágio: "Sapateiro, não vás além de tuas chinelas".

Essa situação em que nos encontramos tem como conseqüência inelutável o fato de cada pessoa considerar a sua própria área de especialização como a mais importante de todas, o que, por sua vez, leva a um perigoso deslocamento da consciência da Realidade, transformando o "Real", para cada pessoa, aquilo que se defronta com os objetos inanimados, formado por um conceito exagerado do que é produzível pelo homem. Perderam o respeito por tudo aquilo que o homem não é capaz de produzir, desaprenderam o trato com os seres vivos, sejam eles os peixes, as aves, as árvores, o ar, a água, o sistema planetário, intergaláctico etc.

O sonho de Reich ecossistêmico ou ecológico ou o da reconstrução comunitária dos seres vivos, na qual e da qual vivemos nós na qualidade de pessoas em matilhas.

Comentário de Regina Favre, filósofa, diretora do Centro de Educação Somática Existencial.

São Paulo, 15 de agosto de 1998

Olá Briga!

Aqui estou, diante do computador, meu piano, minha máquina de costura, tentando me articular com os borbotões da sua escrita, ouvindo as ondas do seu texto, um texto para ser lido, em voz alta-libreto, e partitura de uma experiência da vida.

Penso, encantada, como o processo formativo de textos é como a composição musical: intensidades vão sendo moldadas por gestos, pulsos, pausas, cortes, adensamentos, repetições, novos brotos, música produzida por um self, *por um sujeito em construção e desconstrução, por um lugar de acontecimentos e cruzamentos de fluxos coletivos contemporâneos, música que vem se juntar às polifonias das ondas de que você é parte.*

Áspero, mas agradável, o encontro com a diferença: me afeto, tolero, recebo o efeito do encontro com os seus modos de intensidade e semiotização, e recebo minha própria resposta a esse encontro. Presentifico-a moldando muscularmente a forma de minha resposta. Reconheço, então, pensamentos e sentimentos que se constelam nessa forma.

Então vamos lá, vamos alimentar rizomas, gerar bifurcações, mutações e música com o seu texto.

....

Um tremendo pesadelo: lobos mostrando a bunda como travestis em qualquer esquina de São Paulo.

A mudança de paradigma anunciada é sempre um pesadelo – terror de morte física, psíquica e social. Será que de algum modo o homem dos lobos não pressentia que um abismo se abria a seus pés nessa fatídica virada de século, quando a subjetividade capitalística despontava apontando para a desterritorialização das identidades – nacionais, sexuais, familiares, de classe?

Animal, como animais que somos entre lobos e outros, como não ter o córtex invadido por desconhecida onda de excitação – como não se sentir um animal menor diante do pai, um patriarca já em seus altos e baixos maníaco-depressivos, com o qual já não havia a menor chance histórica de se identificar, num mundo que já antecipava o enfraquecimento do patriarcado, diante da sociedade industrial que viçava reduzindo o poder identitário de cada cidadão burguês? Será que a bunda dos lobos risonhos não anunciava o fim de uma ordem binária, do paradigma papai-mamãe?

Será que algo não dizia que esse paradigma já não mais se reproduziria tal e qual apesar de todas as forças conservadoras do socius?

Pesadelos, também poderíamos dizer, são pressentimentos de um novo que circula no coletivo, ainda não corporificável, não manejável, intensidade excessiva para os recursos disponíveis, presentemente, na subjetividade social e individual. Um devir mulher, uma abertura para a lógica das multiplicidades, apresentar-se-ia, então, enigmático como um destino.

Bela metáfora a sua, a dos lobos, para um centenário reichiano.

Diante da nova lógica do capitalismo mundial, nós, reichianos do Brasil, o que faremos com a herança do reichismo? Será que, como o homem dos lobos, vamos permanecer apegados a uma tradição, tomada como verdade imutável, como nosso personagem tomava o patriarcalismo que não mais respondia aos ares contemporâneos e às novas questões da subjetividade?

Por que nós, reichianos do Brasil, não reconhecemos mais o quanto somos herdeiros de 68, em que se reconheceu a necessidade de uma lógica de multiplicidades, de uma visão do desejo como produtor de futuros e de heterogênese/mutação como um valor a pautar nossa ação no mundo?

O que acontece que não podemos nos reconhecer como mutantes dentro de um campo teórico, prático e profissional? Um bom banho de esquizoanálise nos ajudaria a compreender também as implicações e a historicidade do nosso campo e de nossa prática em que eu e você somos personagens, em que o ex-hippie, a pequena-burguesa, a perua, a professorinha, o médico, o psicólogo, o educador físico, o TO, o sociólogo, o jornalista, o ex-militante, o enfermeiro, o assistente-social, o filósofo, o pedagogo, o engenheiro, o economista têm o que dizer a respeito de questões vitais como continuidade e singularização – todos buscam ajuda e conhecimento a esse respeito, num mundo em vertiginosa desterritorialização, e todos desejam ser transmissores desse know-how *vivo porque se trata de um produto necessário ao mercado.*

Por que nossa matilha pós-reichiana não nos vê como prestadores de serviço, profissionais da subjetividade obviamente entendida como corporal, criadores de profissões com muitos possíveis nomes, novas profissões, dentro de um mercado que, na verdade, já vem em formação desde o início do século quando Freud profetizou a necessidade de formatar o indivíduo, em sua solidão responsável, como guerreiro, amante e criador, caso este desejasse sobreviver?

Mas a gente já sabe que tem sempre gente querendo ser dono da legitimidade, e para nós brasileiros, colonizados e colonizáveis, não é difícil nos sentirmos bastardos. E gente já sabe também, com Deleuze, Guattari e Foucault, que sempre tem gente querendo ser sócio de uma teoria que explica tudo. É um grande negócio, é como ser sócio de uma patente da qual a gente está sempre ganhando royalties. E se a gente faz propaganda desse produto, muita gente vai comprá-lo porque a lógica da propaganda é dizer que se você não se identificar com esse produto, que tem o prestígio da verdade, você não é ninguém. Nós então, tão singularizantes em 68, caímos no conto da sociedade de psicanálise e estamos aí querendo reproduzir industrialmente profissionais com selo de garantia, combatendo violentamente as falsificações e nos protegendo em sociedades contra elas, gerando pressão para que os diferentes se marginalizem, eventualmente se vejam como delinqüentes e ajam como tal. Reprodução, captura do desejo, invenção – belas preocupações esquizoanalíticas para nos contaminarmos delas.

Seus lobos reichianizados apontam para a necessidade de uma interdisciplinaridade no nosso campo e abrem para que se possa lembrar das conseqüências micropolíticas desse pensamento rizomático no nosso campo. Devir matilha, devir bicharada na festa do céu, um belo motel, nem Sexpol, *nem revolucionário, mas desejante, que faria Reich, no mínimo, se divertir.*

VIII
Superman!

Anamnese. Queixa e duração

Homem, ao redor dos cinqüenta anos de idade, profissional liberal bem-sucedido no sentido convencional da expressão, personalidade bastante astuta e rápida, com nuances de desconfiança que auxiliavam-no no transporte de grandes angústias. Dirige-se até meu consultório com uma expressão marota, angustiada, e diz: "Minha pressão está alta! Fui ao meu homeopata, registrou 18 x 10, depois 19 x 10, depois 16 x 9. Só de ver o jaleco branco sinto uma pressão que dispara dentro de mim. Minha cabeça atordoa, sinto um zumbir que me faz recordar de meu tio Mazzaro: "Tenho um zangão no meu ouvido, qualquer dia ele me ferra!". Rimos juntos do incrédulo destino; beirava um momento de virada de seu século particular, em que o ritual do despedir-se da juventude o levava, talvez, até as abelhas-rainhas.

"Sic" ou segundo informações colhidas.

"Briganti, eu sei que você tem uma formação alopática, é psiquiatra, mas pensei muito quando constatei que estava hipertenso. Procuraria um doutor com a mesma formação, com todo respeito, e seria receitado, após a bateria de exames: um diurético para baixada da volemia, um ansiolítico para deixar-me em nirvana químico, um betabloqueador para deixar-me brocha! Procurei seu colega homeopata, que me receitou um remédio cujo nome não sei. Só sei tomar cinco gotas à noite, a cada cinco dias. O

resto é com você, como ele me disse. Aqui estou para te contar uma história, a mais chata de todas, que conheço relativamente bem, a minha! Briganti, que profissão você escolheu, haja...!"
"Já fiz psicanálise, depois análise... quando acreditava que pudesse haver transformação. Sou da época dos Beatles, acreditava em mudanças, imagine. Freud surgia nas páginas da mídia, a pílula surgia no momento de minha testosterona juvenil. A maconha era para fins pacíficos. A meu Neruda, confesso que vivi! Apesar dessa trajetória fui fazer psicanálise ou análise?
"Meu querido amigo teu colega dr. Coari, entre tantas Brahmas, foi oracular: como a psicanálise te fez mal! Rimos, porém essa frase atordoa meus ouvidos há tantos anos. Da análise me recordo de que paguei uma nota, ia quatro vezes por semana, deitava-me no divã, o cheiro de penumbra do consultório, a ausência de objetos decorativos para não revelar a *persona* do meu analista. Para não contaminar. Na parede uma foto de Freud com rosto à espreita olhando o buraco do inconsciente, ou o que, jamais saberemos, era nosso "Super-*Visor*". Apelidara meu analista ou psicanalista de Zorro. Escondia-se por traz da máscara ético-técnica e talvez fosse amigo do Tonto...
"Quando, por coincidência, encontravamo-nos no cine Belas Artes, o dr. fingia que não me conhecia ou reconhecia. Corria além da lenda, que era para não contaminar. Como contaminou aquela ausência de contato. Minha cabecinha a viajar a mil, o que será que ele achava: uma sacanagem? Não cumprimentar e no outro dia, como se nada houvera, esticava-me a mão à porta do oráculo! Paradoxo para ninguém botar defeito! A ausência da ética de uma sociocultura violada por uma dita ética de uma técnica. Será que Freud não cumprimentava seus pacientes no café, na charutaria?... Por isto foi Freud. Esticava-me a mão, também em outra situação, para receber o pagamento no final do mês.
"O que mais me lembro daquela nostálgica época era do silêncio infindo quase esotérico dele atrás de mim. Dizia que era para que eu não o controlasse. Controlava-o pelos seus movimentos em sua poltrona-espriguiçadeia, seu suspiro, sentia sua angústia e interesse por assuntos. Seu mexer de pernas. Sua respiração. A não-comunicação é impossível! Comunição sempre possível, impossível tentar amputá-la. O silêncio fala mais alto. E eu, jovem ingênuo, esperançoso por uma revolução!
"Seu consultório localizava-se nas proximidades do bairro de Higienópolis, acreditavamo-nos em London. Ele tinha uma coberta escocesa, da qual revestia as pernas no frio. Foi aí que aprendi o conceito de *fake* ou falso *self*! Eu, brasileiro, quase maconheiro, cheio de meninas

no Riviera, semi-Che Guevara, crente na possibilidade de uma sociedade mais justa, e ele travestido de inglês. Sim, não inglês das colônias mas, mais um tupiniquim domesticado. Tupi *or not* Tupi? Andrades corriam à solta em minhas veias. Sobrenome da terra brasileira e ele tomando chá inglês. Saía puto comigo mesmo, ia tomar "rabo de galo". Vingança tupiniquim...
"Quando ele ia iniciar uma frase, surgia: 'Me parece que...' ou 'Parece-me que...' Ah! Briganti se um dia você me disser 'Me parece que...'"
"Não quero responsabilizar o psicanalista pelo fracasso de uma psicanálise. Ele até que era um cara sincero, eu sentia que acreditava no que fazia, pena que acreditasse demais. Sempre de terno, como os políticos da situação, gravata, não transpirava, sala semi-iluminada, móveis raros e sóbrios, nenhuma alusão ao gosto pessoal. Talvez essa fosse a sua verdadeira pessoa: doutrinado, treinado, cientificizado, sem criatividade, sem posicionar-se. Totalmente na superfície do Registro e registrado. Quando resolvi findar a análise ou psicanálise, tivemos longas sessões sobre resistência, dificuldade de submeter-me ao processo, dificuldade de comparecer várias vezes por semana. Apelei e disse que eu era importante apenas para sua agenda. Fui tratar de minha vida. Nunca mais procurei ajuda profissional 'psi'. Porém, surgiu essa hipertensão, fui aconselhado a procurar ajuda. Aí resolvi procurar um médico como você me disse mesmo e te repito com todo respeito: preciso de um porra-louca reichiano! Li seus livros, se metade do que você diz é verdade, estou curado... com todo respeito! Só alguém muito verdadeiro, ou muito destemido pode seguir uma carreira transgressora ou reichiana. Você podia ser da Sociedade, é inteligente, rico, bem apanhado, optou pela guerrilha... quero topar a tua guerra, *sorry*, mas o paciente sou eu.
"Briganti — 18 x 10. Creio ser este o teu melhor nome; às vezes 20 x 10 é uma bela medida de eficiência de um padrão. Você tem a harmonia de uma sinfônica *heavy-metal*, acredito que o zangão está há muitos anos em seu ouvido, trompa... talvez tenha atingido sua alma. Se ele já te ferrou, é uma outra história...
"18 x 10, muito prazer! Os números podem ser entendidos pornográficos ou não. Já passei do tempo da medição. Briganti, por favor, ajude-me a encontrar o zangão."

Primeira hipótese contratransferencial: onde escondia-se o porra-louca reichiano? Por qual sociedade andaria o inteligente, rico e bem apanhado? Sua tela projetiva sobre mim já espelhava uma pintura de sua *persona*. Havia uma longa e profunda mágoa. Ressentimentos de uma história sem fim. Nada pior na vida do que um desfecho sem fecho. Muitas das críticas que fizera àquilo que chamou de processo analítico ou psicanalítico poderia até ter concordado, mas havia uma brecha escura em sua história. A angústia de um encontro. Qual seria? Estendemos nossas mãos, num cumprimento que transpirava ocorrer debaixo de uma emoção sincera. Que mãos seriam aquelas que procurava desde a análise? A falta de mão do antigo psicanalista deve ter-se inscrito sob a ausência do toque, um sentir contínuo de uma não-compreensão. Talvez há meio século buscasse um encontro. Fosse como fosse, arriscando-me a encontrar-me frente a frente com o zangão, topei entrar na guerra do 18 x 10 e dar-lhe uma mão... *alea jacta est!*

Ligeira biografia

"Sou filho de um semipadre, quero lembrar-lhe que é bem pior do que ser filho de um padre inteiro. Fui criado sob a angústia de um pai não definido em relação à sua própria religião. Por um lado obrigava-me a ser católico, ele nunca fora à missa, apesar de na sua juventude ter sido presidente de um grande movimento católico brasileiro. Prestigiava a igreja, ajudava os padres que sempre o procuravam, e blasfemava contra a virgem! Sobre o óbvio não vamos discutir, desnecessário dizer o quanto sofri sob a educação religiosa. Você tem muitos anos de prática, já teve ter tratado de seminaristas, religiosas, e porradas de pessoas como eu que foram seviciadas pela educação religiosa ortodoxa. Tristes tempos perdidos... ganhei em educação, mas será que valeu o preço?"

Briganti: "Você faz o relato de um torturado. Juntemos as peças: o primeiro relato ortodoxo de seu primeiro psicanalista e sua formação ortodoxo-religiosa. As duas se interconfundem. Você não tinha suporte para ser Che Guevara. Era semi-revolucionário. Seu papai semipadre. Seu psicanalista ou analista? Também semi. Seu tratamento também semi. Entre a ortodoxia e a não-ortodoxia opta pelo porra-louca. Por um lado padre, por outro porra-louca. Acredito que o seu Zorro está mais para Tonto..."

O silêncio invade o consultório. Sua expressão aquieta-se, mexe-se constrangido, e diz: "OK.: 1 x 0!"

"Vamos até nosso supervisor Freud que estudou o personagem Ricardo III. "Eu conheço", responde ágil! "Melhor ainda, pois em nome das deformações sofridas justifica as mazelas da vida vivida..."

"Não busco na exceção a justificativa de um comportamento. Estou mais para D. Quixote de mim mesmo! Mas aceito com reservas o direito de sofrer o sofrimento antigo aqui nessa vida de momento..."

Briganti: "Não repetirei neste momento novamente seu prior orientador católico, nem seu confuso papai em relação à sua educação, nem o seu antigo ortodoxo psicanalista. Vou aceitar o seu pedido quixotesco de uma vida aqui e agora. Conte-me suas quixotescas aventuras vividas e não-vividas... acredito que devam existir em maior número as não-vividas..."
"...na mosca! Sou um menino mentiroso. Fiz da mentira o espaço para minha liberdade. Inventei, inventei, inventei... e invento... até acreditar que as histórias são minhas."
Briganti: "Menino passarinho que voa livre na gaiola pequena. A pressão deste passarinho deve ser de quanto?"
"30 x 20! Batendo-se nas grades. Pulo de galho em galho bem pertinhos uns dos outros. Por favor não ria de mim, vou ter de contar umas histórias..."
Briganti: "Até de *Superman*..."
"Você é vidente?"
Briganti: "Este é um momento evidente..."
Risos, risos que te quero rir...
Briganti: "Quando você achar que deve, estarei ouvidos, prometo sem ridicularizar o menino..."
"Obrigado, muito obrigado, mesmo!"

As mãos...

Estendemo-nos as mãos. O contato entre menino pedinte e alguém que o socorresse com contato. Ah! Reich que bom você ter existido! De mãos dadas, passeando pelo consultório meu *Superman* encontrava o momento de dizer umas verdades. Comecemos pelas mentiras, sob elas esconde-se uma verdade. Aquele era um dos momentos clínicos que somente de mãos doadas, além de dadas, é possível trazer à tona...
"Era tudo proibido. Puta raiva. Tinha de ser o melhor estudante. O melhor intelectual, o melhor. O filho do quase padre. Viajei dentro de mim, menti sempre que era o melhor jogador de futebol, o comedor de mulheres, que sabia ganhar dinheiro, que era o que sabia, teve um dia em que eu... blá blá blá blá blá..."
Nosso encontro foi de algumas horas. As mãos suavam, apertavam-se, constrangiam-se de vergonha ou raiva, de pudor ou medo. Porém, *Superman* ia conseguindo, a duras revelações, tirar a capa. O "S" do peito continuava inflado. Nem poderia ser diferente. Sua couraça peitoral expandida, aceita nas inter-relações como peito destemido, escondia um

temido tímido. Não seria possível desmontar *Superman* de uma hora para a outra. O desmonte de uma neurose de caráter surgia sob o aperto das mãos. Precisava de uma mão que lhe desse a oportunidade de mentir uma verdade: suas histórias em verdadeiras mentiras. O alívio que se traduzia sob a calma de um semblante surgia. Blábláblá! As histórias eram aquelas que todos nós temos guardadas em nosso *file* particular. Pobre *Superman*, quanto foi preciso inventar para ser. Sob o *Superman* deveria esconder-se um habitante de *Phobos*. Quando surgiria?

Noites bem dormidas

"Briganti, estou tendo noites terríveis. Tomo um remédio e bimba, acordo e sinto medo, depois pânico. Sinto-me constrangido, um cara como eu. Num primeiro momento pensei que tivesse me drogado. Qual! No outro, sentia-me como um menino passarinho medroso, com vontade de voar. Os medos são sempre surrealistas. Aliás como todos os medos. Medo do corredor escuro, medo de mijar, medo do medo... no mesmo instante a consciência ridícula do adulto estar me observando..."

Briganti: "Foi pego na primeira mentira: À noite dorme um menino medroso... camuflado de *Superman*..."

"Tenho medo de ladrão, tenho medo de escuro, tenho medo de ficar no escuro... estou com medo de estar sentindo tudo isto. Briganti não paro de suar... o que está acontecendo comigo? Mandei comprar alguns jogos de camisetas Hering, só sei trocá-las."

Briganti: "Desde quando você se recorda de suar tanto?"

"...É, havia fugido por completo de minha memória. Mudei de colégio, estudava num de padres e fui a um outro onde o choque socioeconômico foi violento. Saí de um colégio de padres, só de meninos, encontrei um colégio misto. Via as coxas das meninas... Suava já às 7 horas da manhã. É muito difícil o salto na escala social. Suava e não compreendia, depois de quase trinta anos entendi, suava de medo."

Briganti: "Está surgindo o menino passarinho suando de medo, da noite, do estar sozinho, sem papai com as mãos vazias de um contato querido. Era muita areia para o teu caminhãozinho. Mudanças fortíssimas, sócio-político-econômicas, e sozinho. Sem ajuda e por debaixo..."

"Era uma escola de ricos ou aparentados com a burguesia. Eu vinha de um rincão humilde, simples, numa igualdade de fazer inveja a Marx. Vinha de um mundo proletário. De repente, a menina apaixonando-se por mim e eu por ela. Não tinha grana. Não tinha *status*, não tinha porra nenhuma. Só tinha tesão e suor. A dialética dos houve empate. Suei na cama e fiquei com medo..."

Resumo de uma construção ou Era uma vez...

"Na luta pela existência pagam-se custosos preços por avanços pessoais, culturais, sociais, econômicos etc. Em minha experiência de todos esses anos como terapeuta, ouvi muitos homens e mulheres que tiveram um projeto de engajar-se numa ascensão sócio-político-econômica. O débito dessa escalada pagava-se com a moeda do pânico, quando não do álcool camuflando o medo. O medo de lugares amplos, o medo de sair a campo aberto, o medo de atravessar pontes, o medo de restaurantes. Cada um desses símbolos carregados de pintura particular sobre o outro personagem que carregaria de pânico o indivíduo. No seu caso, é importante que tracemos um roteiro desde sua herança familiar, a fim de que possamos compreender melhor como se estruturam essas representações do pânico, que surgem geralmente após várias gerações.

Era uma vez um homem que não suportava mais as condições de existência em seu país de origem. Tomado de juventude e valentia abandonou o solo conhecido, abandonou seus mortos, despediu-se dos parentes que nunca mais retornaria a ver, e dirigiu-se às cegas a um país distante de que ouvira falar. Carregava em seu miserável saco de roupas velhas vários projetos, porém havia um escondido entre os lenços de sua intimidade, o projeto de ingressar numa sociedade superior. Pertencer a uma classe dominante. Ter dinheiro. E como resultado inserir em sua humilde família de campônios de *fare un dottore*. Esse projeto chegava três ou quatro gerações mais tarde. O jovem escolhido para esse projeto, sem ter conhecimento de que fora escolhido, deveria preencher vários requisitos: ser forte, inteligente, e agüentar todas as adversidades. Era o projeto do imigrante num novo navio. O nome do navio? Universidade. Imbuído desse projeto geralmente se vence, mas como em toda batalha de vencedores, vence-se ferido. Feridas às vezes mortais, outras que deixarão marcas até o fim da vida, mas sempre saem feridos. O pânico é uma dessas feridas, é o estilhaço encruado nas carnes dos vencedores. É o reflexo de um movimento maior que as próprias pernas.

Isso leva três ou quatro gerações. A primeira geração não tem tempo para desenvolver o medo: tem dois baluartes que a alicerçam sob a lenda dos destemidos: o gueto em que vivem e a sobrevivência da fome. A outra geração sofre mais um pouquinho, tenta pelo menos os bons costumes, muda de time de futebol da colônia, geralmente

escolhe o time das elites dominantes, muda de bairro. A nova geração carrega em seu corpo todos os medos dessa longa viagem. A viagem de "dar certo", de inserir-se na sociedade, de ganhar dinheiro, de ser *dottore*. Teu pânico é sobrecarregado de um outro projeto maior fenomenológico: o pânico de não dar certo! Você foi eleito como o projeto de toda uma família para resgatar a dignidade do antiqüíssimo nono imigrante: Ai, que medo do fracasso! Você é no mínimo hipertenso desde antes de ter nascido. Já havia sido projetado sobre você o *Superman* familiar. Você cumpriu a contento. Vazou óleo como era previsto. A mão que você sempre pediu ao teu antigo analista ou psicanalista era a mão do analista de sobrenome da terra. Essas mãos não se dão, se conquistam!
A taxa de migração de toda sua trajetória familiar foi o custo de ser hipertenso. Poderia ser diferente? Creio que não. Essa é a eleição do projeto de uma família que desejava sair de um longo confinamento de gueto desde os confins da velha Europa até os confins do velho interior paulista. Veio seu avô cheio de projetos, ilusões e encontrou-se substituindo escravos negros nas fazendas dos senhores da terra. Só sendo hipertenso para poder escapar da escravatura ou da pobreza. Nasceu hipertenso.
O sinal disso foi revelado pelo desequilíbrio do sistema neurovegetativo: sistema simpático em desequilíbrio, resultado: constrição da musculatura. Portanto todo o sistema vascular fóbico, ou seja, em constrição: artérias, arteriolas, em espasmos. O que acontecia com a bomba cardíaca, ficou desde sempre num superesforço. Para todo *Superman*, uma superbomba cardíaca, uma supertensão.
Hiper-tenso. Menino passarinho preso na gaiola de um projeto. Já passou: xô passarinho! Xô passarinho! Reconheça-se longe das senzalas. Vai voar com tuas asas. Você não precisa da capa nem ser *Super-man*. Xô passarinho! Parece que é um avião, não é um foguete, não, não, é *Superman*! É um aprendiz de vôo, reaprendendo a voar com os ventos de fora, abandone os com-ventos. Voe sem esforço, plane como asa-delta. Você já fez sua parte, agora é uma outra história para uma outra vez. Você conquistou o direito de voar na asa do vento...
Obs. 1:
— Seu codnome não é mais 18 x 10. É conhecido por 12 x 8.
Obs. 2:
— O nome do remédio é Aconitum.
Obs. 3:
— Hoje tem dupla cidadania...

IX
Uma Outra Introdução

CÉSAR: Quero a meu lado gente corpulenta, de testa calva e de dormir tranqüilo. Caso tenha o olhar vazio, excessivamente capcioso, desconfio...
ANTÔNIO: Oh, não o temas! É inofensivo, de nobre estirpe e de brilhantes dotes.
CÉSAR: Ah! Se fosse mais obeso.

O homem psicofísico de Wolfgang Kretschmer inicia sua primeira parte consubstanciado pela citação do nosso Cânone Ocidental,[1] ou seja, Shakespeare, em *Júlio César*.

....

Por que não pensarmos em profissionais inter e multidisciplinares? É óbvio que todos reconhecemos que o homem é um amplo espectro polifacetado em diferentes combinações políticas, econômicas, religiosas, poéticas, geográficas, genéticas, hereditárias, sociais, culturais etc. O espectro é infinito na dimensão infinita da alma humana.

Psicossomática é uma pequena palavra, que articula em sua definição um enorme projeto: o de conceber e propor à humanidade uma via de compreensão do homem por meio do reconhecimento do polifacetamento de sua alma.

Por que não somos todos irmanados, compreensivos, ou no mínimo ouvintes, com as questões por outros propostas e estudadas? Por que nossa razão sucumbe diante do cotidiano de lutarmos em nome de uma única escola, a que cremos como a nossa verdade? Por que a intransigência tenaz ante tudo aquilo que é diferente do nosso saber ou proposta? Por que a agressividade é a vertente principal, em que cada qual defende seu gueto projetando toda a ira contida sobre os que pensam ou atuam diferentemente? Por quê...? A Psicossomática, multi e interdinâmica, é a representação de uma proposta: de repensar o humano de uma perspectiva rizomática. Os diferentes pensadores de diferentes perspectivas podendo ser ouvidos, debatidos, questionados, discutidos. O lucro: a compreensão de um homem constituído de diferentes matizes por diferentes matrizes. Parece impossível o dia em que tal congrassamento pudesse ocorrer. "*I have a dream...*".

Acredito que a grande dificuldade humana de conseguir estabelecer-se em diálogos, trocas, em que a paz repousasse na troca, sempre esteve distante. Acredito que esse caráter, ou seja, essa característica humana, impede a arte do entrelaçamento contínuo, a rede virtual das trocas e relações. Infelizmente, também acredito que o despotismo existente nas universidades — em que o local deveria, em ideal, ser o universo do saber em troca — ou nas diferentes instituições se deva à contínua miséria humana ou mesquinhez. É sobre uma parte dessa mesquinhez, que o homem carrega no âmago de seu ser, que falaremos.

Psicossomática é uma palavra que assusta a mesquinhez, pois carrega um projeto utópico: o da compreensão do humano segundo todas as vertentes possíveis. Por exemplo, uma insuficência cardíaca produzida pelo Mal de Chagas deveria ser debatida desde o clínico que, em troca com os cardiologistas, avalia as condições fisiológicas, biológicas, farmacológicas, cirúrgicas eventuais etc. Deveria ser debatida com os políticos de nossa terra, o porquê, ainda, do não extermínio dos vetores, do inseto que pica o rosto à noite. O "barbeiro" que habita aquilo que chamamos de casa, que é um arremedo de habitação.

Miséria é o vetor do *Trypanosoma cruzi*. Saneamento inexistente. Poças de fezes. Água putrefata que, além de expandir outras múltiplas doenças, lava o corpo dos homens com gosto de não dignidade. O homem analfabetizado morrendo precocemente. Os filhos deixados. Angústia. Cada fibra cardíaca transformada em nicho conjuntivo pelo parasita, a insuficiência cardíaca apresentando sua clássica síndrome. A respiração ofegante, os pés inchados, a... A discussão psicossomática vai além da angústia denunciadora de uma psicodinâmica comprometida. Ela propõe uma dinâmica maior, o debate entre a política, a fome, a ignorância, a psique, o corpo, a habitação, a distribuição maldi-

ta das rendas, o apagar das velas e dos jogos de duendes para afastar o Mal de Chagas.
A psicossomática é incômoda, dura e fria com a racionalidade. Afasta ao longe a magia, os Edires Macedos, os Padres, os Rabinos, os Duendes, os Tarôs, os Pais de Santo etc., todos com todo Respeito. E introduz na Terra o espaço necessário para a reflexão de nossas dores e misérias humanas. O Mal de Chagas é um entre infinitos temas psicossomáticos. Afastemos, para os rincões de nossas almas primárias, os fantasmas que já existiram, e deixemos os céus para os anjos e pardais, e esse espaço de sofrimento humano para que a razão dê à luz suas verdades. Multi-inter-dinâmica infinitamente dinâmica...
A psicossomática propõe uma melhor possibilidade de existência. Ela crê na possibilidade de posse e de possuir a vida. Crê nessa possibilidade. Seu motor é o sonho de que um dia a inteligência se fará ouvir. Sermos todos atingidos contínua e diariamente pelas múltiplas facetas de nossa existência. Vivemos em grupo. Pertencemos ao grupo. Somos indivíduos. Pertencemos à individuação. Entre o indivíduo e o grupo existe uma contínua dança, de recato, liberdade, loucura, vida e viver. Sabemos da dificuldade da luta de emancipar o ser. Mas acredito ser esta a única via de possibilidade para a espécie. Aprender a desarmar os espíritos de que somos os portadores da verdade única, aprender a aprender com o outro. O ato de ouvir, de debater, de ler, de criar com o outro é a magia do indivíduo crescendo com o aprendizado eterno do agrupamento humano. Preciso lembrar Deleuze e Guattari: "Somos todos agenciados por múltiplas concepções. Nosso indivíduo é antes de tudo um agrupamento de outros indivíduos de outros multiplos agrupamentos..." rizoma!
Antonin Artaud: "Todas as nossas idéias sobre a vida devem ser retomadas numa época em que nada adere mais à vida. E essa penosa cisão é a causa de as coisas se vingarem, e a poesia que não está mais em nós e que não conseguimos mais encontrar nas coisas reaparece de repente, pelo lado mau das coisas; nunca se viram tantos crimes, cuja gratuita estranheza só se explica por nossa impotência para possuir a vida".

....

Voltemos à mesquinhez que afoga a possibilidade sentida da dúvida, da divisão do poder, do questionamento das "verdades". O ato mágico antigo, medieval, moderno ou pós-moderno, ocupa um espaço enorme, embotando a possibilidade de pensar. A obsessividade dos rituais deixemo-las nos espaços que elas executam com brilho, beleza, arte e fé. Deixem que nosso pequenino deus *logos*, engatinhe. A razão é tudo que temos. É pouco, mas é o que possuímos.

— O que você tem contra as bestas? — perguntou Freud. — Eu prefiro muito mais a companhia dos animais. São muito mais simples. Não têm uma personalidade dividida, não sofrem a desintegração do ego que surge da tentativa do homem de adaptar-se a regras da civilização. O selvagem, como a besta, é cruel, mas está livre da mesquinharia própria do ser civilizado. A mesquinharia é a maneira que o homem tem para vingar-se da sociedade, pelas restrições que esta lhe impõe. É o sentimento vingativo que anima o reformista e o fofoqueiro. Um selvagem pode nos cortar a cabeça, nos devorar, nos torturar, mas nos poupará das pequenas e contínuas ferroadas que, às vezes, fazem com que a vida seja quase intolerável. Os hábitos e idiossincrasias mais desagradáveis do homem, sua falta de respeito, são produtos de uma adaptação incompleta a uma civilização complexa. São o resultado do conflito entre nossos instintos e nossa cultura. Muito mais satisfatórias resultam as simples e intensas emoções de um cachorro que agita o rabo quando está contente ou late para manifestar irritação![2]

Pensar psicossomática ou multiinterdisciplinarmente é percebido em vários pensadores, reconhecidos pelo nome de Iluministas. Freud, nosso mais jovem e moderno iluminista, talvez nem soubesse que o tivesse sido. Coloca claro a característica da intransigência humana. Esta é fruto do ser humano sentir-se mal na civilização. *Mal-estar na cultura* é o título de sua magnífica obra, que ensina de maneira compreensível a contínua agressividade humana, camuflada na chamada modernidade em guetos tais como: grupos, instituições, cores, crenças, nacionalismos, verdades, vaidades nada mais que vaidades...
    Argentinos menosprezam brasileiros e vice-versa. Nordestinos são deboches contínuos de sulistas. Cariocas não suportam paulistas e versa e vice. Evangélicos chutam estátuas católicas. Católicos odeiam muçulmanos. Hindus, Shivas, Maomés, Jesus, Messias, Ateus. Médicos desdenham psicólogos que desdenham pedagogos que... Alemães não suportam italianos, que não suportam alemães, que não suportam franceses, que não suportam alemães, que não suportam... ou mundo civilizado.
    Um dia, espero, apesar de tudo, rirão muito desse nosso tempo moderno. Temos, por exemplo, profissionais formados em diferentes

escolas que clinicam diferentes homens. Médicos, dentistas, psicólogos, pedagogos etc. O distanciamento formativo entre esses diferentes especialistas constrói dissidências, reafirma ignorâncias, cria dicotomias e reinados, distanciando-se da cooperatividade para a diminuição do sofrimento humano. O homem da boca dolorida é o mesmo homem do fígado inchado, que é o mesmo homem que alucina... isso é uma forma virtual de pensar psicossoma-rizomaticamente.

Os motivos dissociativos aparentes são múltiplos: políticos, econômicos, financeiros, históricos, oportunistas etc. Desnecessário classificar os exemplos. Os homens especializados nas ciências organicistas combatendo os homens especializados nas ciências psicodinâmicas, que combatem em rede infinita uma possibilidade de construção maior, para uma vida melhor do sofrido homem.

Psico-Somático. A ruptura da palavra gera um outro mal-estar. Teríamos os especialistas em "Psico", outros especialistas em "Somático" e outros, ainda, em "Psicossomática". Uma das respostas é a de entender a construção da psicossomática, que emerge de um legado-proposta iluminista.

Mesmo que os trabalhadores de saúde, os estudiosos, os escritores desse andaime do conhecimento psicossomático encontrem-se distantes dos filósofos, convergem, em suas propostas, aos mesmos ideais iluministas.

....

Um pouco de História

Vamos nos utilizar de dois textos que se entrelaçam entre si: "Mal-estar na Cultura", de Sigmund Freud, e *Mal-estar na Modernidade*, de Paulo Sergio Rouanet.[3]

Vamos tentar mostrar o projeto iluminista freudiano. Mas o que é o projeto iluminista?

Quando Freud escreveu *Mal-estar na cultura*, trouxe como gema principal dessa obra-prima o *Unbehagen*, o Desconforto, por todos nós sentido, como conseqüência das trocas que se fizeram necessárias, que o indivíduo teve de efetuar para ter condição como homem social. Resumindo, "Honrarás pai e mãe" em benefício da sexualidade exogâmica. Substituir "Não desejarás a mulher do próximo" ou "perversidade polimorfa" pela genitalidade. O abandono da promiscuidade sexual pela monogamia. "Não matarás" será transformado da agressão em criação...

A construção desse processo psíquico tem duas vertentes básicas: a Autoridade externa é a mesma que é introjetada construindo no eixo da psique a internalização dessa mesma autoridade. Superego construído, que age como balanceador-julgador das pulsões. Algumas serão sublimadas, outras recalcadas, e outras voltadas contra o próprio indivíduo sob a expressão do sentimento de Culpa.

O mal-estar é contínuo. Podemos falar de um mal-estar primitivo ou de um mal estar pós-moderno, sempre as formas *Unbehagen* encontrar-se-ão em contínua manifestação.

A montagem do texto *Mal-estar na cultura* alicerça-se sobre as colunas básicas do projeto iluminista. Vamos ler o que Rouanet nos ensina:

[...] o projeto iluminista é consubstanciado em tendências como o *racionalismo, o individualismo e o universalismo*. O *racionalismo*, implicava, negativamente, a crítica da religião, da tradição dos valores herdados, sedimentados pela história. Positivamente, implicava a fé na razão, em sua capacidade de fundar uma ordem racional, e na ciência, como instância habilitada a sacudir o jugo do obscurantismo e a transformar a natureza para satisfazer as necessidades materias dos homens. Nestes termos emancipar significava racionalizar, tanto no sentido negativo de libertar a consciência humana tutelada pelo mito, como no sentido positivo de usar a ciência para tornar mais eficazes as instituições econômicas, sociais e políticas, aumentando com isso a liberdade do homem como produtor e consumidor de cultutra, como agente econômico e como cidadão.

O *individualismo* significava uma ruptura com as antigas cosmovisões comunitárias, em que o homem só valia como parte do coletivo — o clã, a tribo, a pólis, o feudo — e a transição para uma nova ética e uma nova política, descentrada, liberta do coletivo, em que o homem vale por si mesmo, e não pelo estatuto que a comunidade lhe outorga. Esse individualismo não era atomístico, porque a autonomia dos sujeitos pressupunha uma auto-imposição de limites, que tornasse possível a intersubjetividade e a realização cooperativa de objetos comuns. Emancipar implicava individualizar, desprender o homem das malhas do todo social.

O *universalismo* tinha a ver com a extensão e a abrangência do projeto civilizatório. Ele partia de postulados universalistas sobre a natureza humana — ela era idêntica em toda parte e em todos os tempos; dirigia-se a todos os homens, independentemente de raça, cor, religião, sexo, nação ou classe; e combatia todos os preconceitos geradores de guerra e de violência, todos os obstáculos à plena integração de todos os homens, como o racismo e o nacionalismo. Emancipar equivalia a universalizar, a dissolver os particularismos locais, removendo, assim, as causas dos conflitos entre os homens.[4]

....

A luta proposta em toda a vida de Freud, como ponta de lança de todo o projeto iluminista, foi o de trazer a importância fundamental para a espécie humana da Razão. É tudo o que temos. Sua busca é sofrida, caminhando por caminhos labirínticos, tortuosos, escuros, doloridos, escondidos em imagens camufladas, mas destaca-se quando desvendada. Resgata-nos como homens que, compreendendo seu primitivismo, lançam a esperança de resgate de uma possibilidade racionalista.

As religiões, quaisquer que sejam, oferecem o colo infantil do Pai ou da Mãe. Procuramos o seio ou o cálice. O pão ou o corpo que nos acalente e aqueça. O animismo sempre será o primeiro passo de uma história humana. Devemos reconhecê-la com respeito. Sabermos de sua força. E trabalhada sob a racionalidade, ela não nos traga, conduzindo-nos aos sombrios interesses que se escondem sob os tetos de todos os templos religiosos. O temor infantil ao destino natural do homem. Nossa vida nesse Universo, sem início e fim, nos coloca sob a condição de presas fáceis, diante dos vendedores de ilusões e atemorizações da ordem do infantil.

Os Pais das pátrias em nada diferem do religioso dito altruísta, oferecem o colo acalentado de um paraíso perdido a ser reconquistado. O sonho de nirvana sempre termina no delírio de um deus em terra ou *Führer*, ou ditador que ocupa o lugar de uma divindade que se esconde no cerne de nossa espécie. As propostas infantis dos candidatos oferecendo emprego, saúde, escolaridade, respeitabilidade, justiça... são continuamente aceitas por todos. Muito menos por ignorância ou falta de inteligência, muito mais pela condição humana de estarmos atrelados ao imaginário infantil que luta em desacreditar de Papai-Noel ou Peter Pan ou... a Sétima Cavalaria não tardará!

O utópico projeto de abdicar do Pai em nome da racionalidade cria o difícil espaço para a existência do ser coletivo. Propõe a emancipação de nossa espécie pelo reconhecimento de seu passado animístico e guardá-lo distante do delírio cotidiano-infantil. Sonhos que valem a pena serem escritos, quando vemos crescer no momento da modernidade a xenofobia, as ultradireitas evoluindo em progressão assustadora em diferentes países classificados como evoluídos. A intransigência com a cor, a dominação das mulheres pela forma-anoréxica. Adoecendo-as para estarem subjugadas. Os shows diários de Ratinhos. O sonho do ser coletivo corre o risco de não pertencer à história do homem.

....

Não existe nenhuma instância acima da razão. A longo prazo nada pode resistir à razão e à experiência. A voz da inteligência é baixa, mas não descansa enquanto não for ouvida [...] o primado da inteligência está, é certo, num futuro distante, mas não num futuro infinitamente distante. Nosso deus Logos talvez não seja muito poderoso, pois só pode realizar uma pequena parte do que seus predecessores prometeram [...]. Mas acreditamos que graças ao trabalho científico podemos aprender algo sobre a realidade do mundo, pelo qual podemos aumentar o nosso poder e em função do qual podemos orientar a nossa vida.[5]

....

Bibliografia

BLOOM, HAROLD. *O cânone ocidental*. Rio de Janeiro, Objetiva, 1996.
Entrevista com Freud feita por George Sylvester Vierek para :"Glimpses of the Great" em 1930. *Folha de S. Paulo*, "Mundo", 3 de março de 1998.
ROUANET, PAULO SERGIO. *Mal-estar na Modernidade*. São Paulo, Cia. das Letras, 1993.
FREUD, SIGMUND. *Futuro de uma ilusão*, 1975.
ARTAUD, ANTONIN. *O teatro e seu duplo*. São Paulo, Martins Fontes, 1993.

Comentário de Maria Margarida M. J. de Carvalho, psicóloga.

Reação imediata à leitura de "Uma outra introdução": Antigamente existiam os sábios. Eram os velhos que sabiam tudo. Sabiam porque haviam aprendido em suas longas vidas e haviam filtrado, organizado, integrado os conhecimentos adquiridos pelo tempo. E sabiam porque era possível durante uma vida aprender tudo, porque pouco se sabia sobre as coisas. Eram os Universalistas. O universo cabia em sua mente.

Mas as mentes foram gerando mais conhecimentos, foram descobrindo, elaborando, criando. E cada área de conhecimento começou a ser tão ampla, extensa, complexa, que cada mente só era capaz de conhecer uma delas. Surgiram os Especialistas.

E os especialistas começaram a ficar tão especializados que nem mais conheciam toda a sua área. E acabaram perdendo a visão dos conjuntos. No homem, por exemplo, os especialistas estudam as células, os órgãos, os tumores e não enxergam o ser humano vivo, em todas as suas dimensões. Este parece um quadro irreversível. Não há mais possibilidades de sabermos tudo. Mas também não podemos ver só partes – é o dilema do saber atual. Briganti propõe a Psicossomática como visão de conjunto. Ela abarcaria o universal e o individual, o todo e as partes, as relações e as inter-relações entre pedaços e totalidades. Pretensão? Sonho? Utopia? Proposta política? Mais uma Verdade?

Reluto, mas embarco na viagem dessa proposta. Vamos pensar que uma mente possa conhecer o especial sem perder o universal. Acrescento uma palavra: a transdisciplinaridade – o conhecimento trans, que atravessa, penetra, que pertence a todos os especialistas, não sendo de nenhum deles em particular. O conhecimento trans nos uniria porque todos saberíamos o que o outro sabe, além daquilo que só eu sei e do que o especialista sabe. Se a Psicossomática chegar a ser um conhecimento transdisciplinar, voltaríamos a ter um conhecimento universal, cobrindo todas as dimensões do ser humano.

Seríamos mais amigos? Menos agressivos, menos competitivos? Menos emocionais, mais racionais? Mais éticos? Pelo menos mais compreensivos se eu sei o que o outro sabe. E a compreensão é um caminho para o perdão. É esse o sonho iluminista de Freud? A compreensão aliviaria o mal-estar na Civilização? Em sendo meu próprio pai e minha mãe, eu tendo o conhecimento das partes e do todo, eu responsável por mim e pelo universo, seria uma iluminista? Ou mais iluminada? Luzes contra as trevas?

Embarquei nessa viagem Brigantiana. Mas no momento só tenho questões, abertas. Onde ficaria a libido, os genes sex-linked da agressividade, os distúrbios genéticos, orgânicos. A cultura resolveria tudo?

Pela mente mudamos o meio – poderemos também mudar o hereditário? Chegaremos lá? Em certa medida já começamos – a ciência já caminha nessa direção. E nossas mentes também. E as mentes geram ações, modificações. Acabo aqui o texto. Mas não acabo as questões.

X
Conversas sobre o Corpo Psicossomático

Sempre que falamos em Corpo, surgem em nossas reflexões algumas questões: por que o Corpo sempre foi usado como instrumento de um fim espiritualista? Qual a relação histórica entre Corpo e Alma? É possível a existência de um Corpo Psicossomático?

Para refletirmos sobre o Corpo, sua relação com o orgânico, sua conexão com a Psique, sua historicidade e conexão com a espiritualidade, devemos trilhar a construção ideológica do significado do Corpo na trajetória do pensamento ocidental. Para tal, vou utilizar-me nesse Capítulo da pergunta — proposta por Helmut Thielicke:[1] "Como pode o homem *moderno* (a) de outrora e de hoje, que se tornou consciente do seu Eu e despertou da sua menoridade (b) auto-imposta (Kant), enfrentar as exigências da religião tradicional?"

A primeira resposta que surge de imediato é a da existência historicizada de um mandato a ser cumprido, de um dever absoluto a ser reconhecido, de uma autoridade sem questionamento. A possibilidade da autodeterminação naufraga nas construções mítico-político-ideológicas que substituem a eterna identidade cobiçada.

A construção desse processo tem início no caminhar do homem em direção à sua busca de existir; talvez esse tenha sido o primeiro movimento no encontro de uma identidade. Ainda que mágica, preexistia. A identidade cristã, por exemplo, integralmente edificada sob os milagres por outros presenciados, ou sob o mandato divino do Deus-*dixit*. A razão sucumbe mediante a construção de uma lógica religiosa ou do absurdo. A questão da fé tenta preencher a lacuna da desesperança ou da retórica.

93

Os mandatos somente poderão existir como lei se "incorporados". A identidade do humano incorporada à Lei constrói a identidade. Porém, a questão mais crucial é a perda da identidade em nome da perda do corpo. Incorporar significa ser possuído, estar internalizado, significa a perda da capacidade reflexiva em direção à construção de minha consciência.

Goethe, quando dirigindo-se a Lavater refere-se a ele próprio: "...não sou um anticristo, ou um acristão, mas sim um decidido não-cristão". A batalha travada por Goethe em sua vida, a de permanecer cristão e lutando o tempo todo para a manutenção de sua corporidade própria. Os textos de Lutero serviram de alimentação contínua em sua vida, servirão nesse momento como uma das direções desses caminhos — o protesto contra a descorporificação e a perda da identidade individual, sob a lei que gera um rebanho submetido.

As cartas de Goethe, trocadas com seu amigo Schiller, vêem no Evangelho o reverso da Lei, ou seja, o protótipo daquilo que designa por sua vez como a bela alma: uma alma na qual o dever e a inclinação estão reconciliados... se nos ativermos à característica peculiar do cristianismo, que o distingue de todas as religiões monoteístas, ela não consiste em nada diferente da *suspensão da lei* ou do *imperativo de Kant*, em cujo lugar o cristianismo pretende colocar uma *livre inclinação*.[1]

Goethe luta o tempo todo sobre a questão da identidade. Promove um paradoxo em sua busca. A lei, a incorporação, a entelequia (d), a manutenção da identidade. Sua angústia e inteligência o levam a mostrar a contradição de que na mesma intensidade e força a Lei pode tanto obstruir como promover a identidade. Leiamos dois momentos de Goethe "Finalmente o Salvador me apanhou, corri dele por tanto tempo e tão rapidamente ele me agarrou pelos cabelos"; outro momento: *"Deus, o criador e conservador do céu e da terra, que tão sábio e clemente era apresentado pela declaração do primeiro artigo de fé, de forma nenhuma provara ser paternal, visto que expôs à mesma desgraça os justos e os injustos"*. (Referindo-se ao terremoto que abalou Lisboa em 1755.)

Essa ambivalência natural humana é a geradora do espaço da arte, do criar a dúvida, o questionamento, o diálogo, o não creditar credibilidade imediata ao concreto. A crença amputa o autônomo, instituindo o autômato de uma fé. O acompanhar silencioso de uma Lei nos conduz em direção aos aspectos mais primários do ato de existir. A lei impede o diálogo. A lei permite o debate. A lei impede o ato que nos diferencia em alguns momentos dos outros animais, o ato do diálogo. O ato do diálogo gera a diferença. No instante em que vivo sob uma Lei imperativa categórica qualquer, vivo subjugado sob a identidade de um Outro. Perco a oportunidade de existir, que se confunde no paradigma da dúvida ou questionamento. A mais antiga concepção sobre o corpo é aquela que o considera como o instrumento da alma. Essa visão instrumentalista e finalista levou essa conceituação a duas polaridades milenares: a daqueles que entendiam o Corpo como objeto a ser condenado, vitimizado pelas funções finalistas que exercia; e a do exercer o túmulo da alma ou, pior para outros, como objeto de aprisionamento desta. Encontramos nesse pensamento a doutrina dos Órficos e a de Platão.

Por outro lado, vamos encontrar a exaltação do Corpo que encontramos em Nietzsche (*Assim falava Zaratustra* — "os odiadores do Corpo"): "*Aquele que está acordado e consciente diz: 'Sou todo Corpo e nada fora dele'*".

Fiquemos atentos aos primeiros, nos quais se constrói o mito, encontra-se em Fedro, em que a cristalização da queda da alma no Corpo é edificada. Essa ideação da queda da alma pela consciência do Corpo cria o primeiro paradigma entre o incognoscível e a materialidade, ou seja, a alma cai por causa do corpo, a alma necessita do corpo para sua reparação e liberdade. O resgate da alma está no uso do corpo.

Mas esse caminho de instrumentalizar a relação entre Corpo e Alma vai encontrar em Aristóteles sua máxima, para quem o Corpo é "um certo instrumento natural da alma, como o machado o é do cortar; se bem que o Corpo não seja semelhante ao machado enquanto tem em si mesmo o princípio do movimento e do repouso". Essa visão materialista e instrumentalista não implica a necessidade da negação da substancialidade da alma; como também não nega sequer a instrumentalidade do Corpo. Criava-se uma saída: mesmo sendo a alma incorpórea o Corpo poderá dar a ela uma função de instrumentalidade.

Epicuro e os estóicos julgavam ser a alma o dominador ou aquele que se utiliza de diferentes maneiras do organismo corpóreo. Se formos em direção ao materialismo de Hobbes, o qual afirmava que: "o espírito não é senão um movimento de certas partes do Corpo orgânico" (III — Objections contre les Méd. cartésiennes,[4] Quando surge o materialismo primitivo do século XIX em que a alma seria o produto do cérebro assim como a bílis do fígado, ou a urina do rim, continua sob o mesmo processo de pensamento: o cérebro, o fígado, o rim como sendo um instrumento para a produção de alguma coisa. Essa doutrina, caracterizada pela instrumentalidade, dominará toda a Idade Média. São Tomas de Aquino: "O fim próximo do corpo humano é a alma racional e as operações desta. Mas a matéria existe em vista da forma e os instrumentos existem em vista das ações do agente".

É possível um corpo psicossomático?

Gostaria de iniciar pelo significado da palavra "Psicossomática". Esta se inscreve sob facetas inter e multidisciplinares, porém guardo sempre uma ressalva, a de não se confundir numa íntima relação com o conceito da modernidade. Que não deve ser identificado com modismo ou com a venda de um produto que pode estar a serviço de um mercantilismo oportunista.

A palavra Psicossomática guarda em si mesma um reducionismo conceitual que encarcera o homem sob a díade psique e soma. É comum lermos ou ouvirmos: "Isto é uma doença psicossomática, isso é uma doença orgânica ou isso é psicológico. Essa dicotomia tem várias origens, que historicamente vêm desde o dualismo cartesiano. Dessa dualidade consagraram-se expressões ditas científicas, tais como 'psicogênese'".

Talvez o primeiro pensador ocidental que tenha feito um alerta sobre essa dicotomia tenha sido Groddeck, por um trabalho intitulado "Sobre o absurdo da Psicogênese". Neste, denuncia o preconceito da divisão do homem como um ser psicogênico ou fisiogênico. Se acreditarmos na existência única de um inconsciente, o significado psicogênico deixa de existir. Vai além, fazendo da metáfora seu instrumento de reflexão, ressalta que a eleição da palavra Isso, para significar o inconsciente, deu-se pelo caráter indefinido do termo. Dizendo que num primeiro momento poderia ter-se utilizado da expressão "X", desistindo em seguida, pois esta carrega em seu significado histórico uma tradição matemática, o que solicitaria de alguém a exigência de uma solução... não há nada o que entender: não entendemos nada sobre a vida, só podemos vivê-la.

Esse grito groddeckiano seria sua luta contra a ciência preestabelecida, ou seja, fragmentária. Groddeck possui um sentido inato da totalidade orgânica, ou da composição — como nos ensina Deleuze. As conceituações de uma ciência fragmentada surgiriam na articulação de significados concretos ou definições. "As definições não são pedras com que se pode construir um edifício, aliás a função da ciência não é a de construir... é a de acompanhar a mutabilidade que somente a própria vida define mudar...".

Definir um conceito implica sempre uma inserção histórica. Esta, ao ser territorializada, sempre elege o desejo do autor, de uma época, de uma data. Increve-se esse significado em um comprometimento histórico-sóciocultural sendo sempre, no mínimo, uma questão de ordem política. Recordemos Alfredo Bosi:

Datas. Mas o que são datas? Datas são pontas de *icebergs*... o que seriam hoje as datas, aquelas pontas de icebergs, se fossem cortadas e destacadas das suas massas submersas? Blocos soltos, erráticos, que vagariam na superfície crespa das águas e, chocando-se uns nos outros, se destruiriam no mar cruel da contemporaneidade...

O homem Psicossomático entendido por meio de um sistema fechado desapareceu. Os prováveis sucessores desse conceito de sistema fechado serão os sistemas cibernéticos abertos, auto-organizadores. Esse homem desaparecido, quem o denunciou pela primeira vez foi Foucault; credibilidade no sistema fechado dominou todo o séc. XIX e a primeira parte do séc. XX: o cogito da Razão dominou soberano todas as ciências.

Uma data: Freud. Uma breve história: surge inicialmente como um pensador biológico, emerge a partir de uma carreira de neurologista, trilha o início do nosso século nos caminhos tão bem descritos pela sra. Roudinesco: "O início de nosso século será conhecido como o grito do corpo sexual", e lá encontra-se Freud com Charcot. Retorna a Viena ao encanto do hipnotismo, ao encontro com Breuer, surgem os estudos sobre histeria — estrutura um psiquismo profundamente revolucionário, porém ainda sob a força ideológica cartesiana dos sistemas fechados; tanto é assim que esse psiquismo recebe uma nomeação que revela o antigo pensar cartesiano: "Aparelho Psíquico" — as pegadas cartesianas presentes. Recordemos Descartes definindo o corpo humano — severamente comprometido com o pensamento cristão — entendia-o como uma máquina composta de um conjunto de "Aparelhos", daí as expressões: aparelho digestivo, aparelho respiratório, aparelho circulatório, aparelho psíquico etc.

Esse aparelho psíquico freudiano moderno surgia em seus aspectos econômicos, genéticos, dinâmicos e topográficos. Foi construído sob um modelo termodinâmico que estava às mãos da ciência daquela época. Um sistema físico newtoniano alicerçando suas hipóteses teórico-clínicas. As equações de defesa, repressão, recalque etc. estão intimamente ligadas ao modelo físico-energético daquele tempo. As questões de carga, trocas, barreiras intersistêmicas etc. construídas sob aquele modelo. A revolução: a sexualidade que é trazida sob a expressão de energia, e dessa compreensão dinâmica energética estabelece a construção da etiologia das neuroses. Outros discípulos seguirão mais ou menos essas trajetórias, cabe lembrar Wilhelm Reich que aprofundará durante toda a primeira parte de seus estudos o fluxo libidinal de afeto ou bioenergia, e construirá sob esse modelo uma anatomia fantástica que originará toda uma outra compreensão e resgate do corpo humano, desvinculando-o da religiosidade.

Na construção do significado desse homem Psicossomático, em que elegemos Freud como uma data de referência, não podemos esquecer do legado revolucionário darwiniano à psicologia, à medicina e à psicanálise. Freud caminha em direção às descobertas instintuais revelando sua qualidade de um psicolamarquiniano. A influência de Darwin na construção desse homem-psicossomático terá seu momento culminante na construção de uma verdadeira ideologia Biogenética: os Instintos de Vida e de Morte, em que suas dicotomias permaneceriam determinadas por um conceito de um sistema organísmico particular ou fechado.

Freud revela, Groddeck subscreve, Reich caracteriza: somos contínuos psicossomáticos desejantes. O sonho interage pela primeira vez na ciência, desvincula-se do mágico, inscreve-se sob a tentativa da resolução alucinatória dos desejos. Desejo que é predeterminado por um sistema onipresente: em que tudo o que é feito, estruturado, pensado etc. é predeterminado. Sonhos e psicopatologia da vida cotidiana tecem uma rede nominativa a vir a ser simbolizada. Corpo e organismo ressurgem...

....

É sobre esse homem organísmico que falaremos. O mesmo organismo originário do conceito de organizações, que são definidas como fluidas e móveis. A primeira consideração sobre essas organizações é a constatação de uma particular forma de criação, que é regida por um paradigma particular: qualquer tentativa de fixá-las no laboratório ou em nossa representação cai numa ou noutra forma de morte. Essa tentativa de fixá-las no ambiente restrito do nosso conhecimento gera uma dança conceitual, bailando entre o fantasma e o cadáver, como afigurou o biólogo D. Mazia.

Na compreensão do organismo vamos nos utilizar das reflexões de Henri Atlan e de Jacques Monod. A primeira ponderação: a questão do finalismo biológico ou teleologia. Resumidamente: esta é a obtenção do raciocínio por intermédio das causas finais. Utilizemos do chiste articulado do que vem a ser a Teleologia: "é como uma mulher sem a qual o biólogo não consegue viver, mas com quem tem vergonha de ser visto em público".

O debate estava posto: a utilização longínqua da teleologia é incômoda, pois nega o princípio da casualidade. Este demarcará o pensamento biológico de autores importantes no pensamento do ser organizado.

Se recordarmos Freud, por exemplo, que estrutura seu modelo de funcionamento, do homem psicossomático, pela construção do seu aparelho psíquico em suas diferentes tópicas as quais se encontram alicerçadas sobre o finalismo biológico reproduzido em sua máxima: "de que a ontogenia reproduz a filogenia".

....

Monod, ao reabrir a ferida do finalismo biológico, estuda os mecanismos moleculares da hereditariedade resolvendo essa questão; rompe com o conceito de teleologia ou de finalismo e o substitui por um outro conceito, denominado Teleonomia. O que é isso? É mais do que o oposto em relação ao finalismo biológico. A primeira diferenciação é a de que um processo teleonômico não funciona em virtude das causas finais, pois tem essa aparência embora pareça orientado para a realização das formas que só serão evidenciadas no fim do processo.

A grande diferença é a de que o que determina não são as formas como causas finais, porém a realização de um Programa. Como é esse programa? É o de que o programa está casualmente determinado por uma seqüência de eventos ou estados pelo qual um outro programa preestabelecido a faz passar. O programa em si está contido no genoma da espécie, que é o resultado de uma longa evolução biológica sob o efeito ininterrupto de mutações, seleções, transformando-se em relação ao meio. Começamos a constatar a impossibilidade da redução conceitual da vida a fenômenos físico-químicos.

A outra compreensão desse Programa seria por meio de duas clássicas respostas: a primeira sob o modelo que todos conhecem e que criou o dogma da biologia molecular: as cadeias de DNA carregando todas as informações específicas e codificadas sob a forma de bases nucleotídicas; o entendimento dos mistérios da vida, codificados à maneira de um computador. Seria singelo, para não dizer simples, demais para ser verdade.

A segunda proposta, aquela que entende o Programa como a expressão de uma Metáfora, em que as explicações da hereditariedade expostas em termos de interações moleculares são forçadas a integrar na física e na química noções cibernéticas (tais como código, informação, programa etc.).
O conceito do homem psicossomático moderno encontra-se centrado nessas duas propostas. Por isso é tão visível e não-surpreendente que se considerando o pensador, e suas inclinações filosóficas, ele se sensibilize para um ou outro desses aspectos. O primeiro, os fenômenos reduzidos a fenômenos de estruturas e interações moleculares — por exemplo, todo o movimento atual da psiquiatria biológica. O outro, que intercorre a qualificação de psicológicas e até metafísicas.

....

O conceito de Psicossomática deve relembrar e considerar o homem como um organismo vivo auto-organizador. Recordemos que essas questões não são modernas; para lembrarmos o início de nossa conversa, já encontramos tais considerações em Maupertius, Schelling, Schopenhauer, Bergson, Groddeck, Reich, Freud e para citar os clássicos: Heráclito, Aristóteles, Lucrécio e outros...
Na origem dessa orientação auto-organizadora invoca-se que a adaptação tornou-se o resultado de uma partida sutil entre os organismos e aquilo que os cercava; o escolhido, portanto, seria tanto o meio pelo organismo como o organismo pelo meio. Isso revoluciona a questão do determinismo finalístico biológico. Sempre foi incômoda, pois retrocedia aos conceitos de religião que sempre implicava, sem dizê-lo, uma Providência que dirigia o desenvolvimento do embrião, desde a repetição filogenética até seu estado final, o homem.
Porém, com o reconhecimento da segunda lei termodinâmica dos sistemas abertos, pode-se entender o homem psicossomático como um "unionismo". Há trinta anos a cibernética revolucionou a definição do que é vida ao introduzir um novo paradigma sobre o maquínico, como decorrência natural do que seria entendido como organísmico. Introduzem-se as noções de controle, *feedback*, tratamento de informação quantificada aplicadas a máquinas servo-mecanicistas, computadores, robôs etc. Surge a partir daí um elemento novo, que produzirá a reconceituação do que é vivo: a máquina auto-organizada. Como decorrência óbvia, o finalismo biológico desaparece.

....

O homem psicossomático passa a ser visto sob uma nova perspectiva, lido como um sistema aberto. Cria uma possibilidade da não redução do psicossomático vivo físico-químico, mas uma ampliação deste para uma estrutura viva, influenciada por um grande complexo aleatório. Este seria o expresso — expressão pelo meio ambiente, pela política, pela educação, pela religião, pela economia etc. Isso leva a repensar o conceito de desorganização em direção a uma outra lógica organizacional. Por exemplo, isso foi muito bem entendido por Piaget, que estabelecia uma lógica evolutiva com um aumento de complexidade sob o efeito de mutações ao acaso ou aleatórias ou, na nomenclatura de Atlam, de "ruído". Todas encontrando seu espaço de inserção ou canalizadas pela seleção natural. Toda informação nova funciona como ruído no sistema organizado, sendo de imediato rejeitado pelo estado anterior. É perturbador, dissociativo, ruidoso, porém subsiste a lógica da complexidade por meio desse ruído.

As manifestações da doença como expressão aleatória num sistema auto-organizador. A outra importante questão que daí se depreende é a faculdade inconsciente de auto-organização, que se liga intimamente à memória. Vamos nos utilizar de um exemplo dado por M. Eigen sobre os processos enzimáticos de auto-organizações protéicas, das quais necessitam para serem eficazes por todo um aparato que possibilite a reprodução de um modelo. Esse aparato possibilitador de reprodução de modelo nada mais é do que uma memória. Cria-se a possibilidade do entendimento de uma auto-organização inconsciente. A crença de que raramente somos conscientes daquilo que realizamos. Ao adquirirmos consciência desse fato estamos conscientes de uma memória...

....

(a) O adjetivo do latim tardio modernus *encontra-se primeiramente no início do segundo milênio, como designação dos nominalistas, uma vez que eles — ao contrário de toda metafísica cognitiva teológica e da sua realização dos conceitos gerais, determinada platonicamente — só reconheciam a existência do individual. Também o construtor da primeira catedral gótica denominou sua obra de* opus modernus, *para assim colocar uma censura entre si mesmo e a* obra antiqua. *No âmbito teológico, o conceito do "moderno" não raro pode adquirir um significado pejorativo. Assim o legado papal Simon de Brion criticou a "curiosidade teológica progressista" que julgava observar em 1523, na recém-fundada universidade de Paris, e denominou-a de* moderna curiositas.

(b) Equivale à ausência de autonomia, de emancipação.
(c) Imperativo categórico, termo criado por Kant, talvez por analogia com o termo bíblico "mandamento", para indicar a fórmula que expressa uma norma da razão. [2]
(d) Enteléquia: termo criado por Aristóteles para indicar o ato final ou perfeito, isto é, a realização acabada da potência. Nesse sentido definiu a alma como a enteléquia de um corpo orgânico.

Bibliografia

1. THIELICKE, HELMUT. *Goethe e o cristianismo.* São Paulo, Ars Poética, 1992.
2. ABBAGNANO, NICOLA. *Dicionário de filosofia.* São Paulo, 1978.
3. RODRIGUÉ, EMILIO. *Sigmund Freud. O século da psicanálise. 1895-1995.* São Paulo, Escuta, 1995.
4. BERGSON, HENRI. *Matéria e memória.* São Paulo, Martins Fontes, 1990.

Comentário de Liane Zink, CBT, diretora do Instituto de Análise Bioenergética do Nordeste do Brasil.

Dar conta de "Conversas sobre o corpo psicossomático" sem pensar em dicotomias ou na díade psique e soma, como fez Briganti, é entrar na era da modernidade falando do cérebro de um corpo com mente. "Nenhum corpo, nenhuma mente" nos ensina Antonio Damásio; "leitores não se impacientem", continua Damásio, "pois com o estudo sobre o funcionamento do cérebro retoma a idéia fundamental para a mente, em que os dois sistemas dão sinais um para o outro contínua e rapidamente".

Hoje, quase todos concordam que o comportamento da psique está relacionado com os aspectos do funcionamento do cérebro e não do coração, como pensava Aristóteles.

No passado, mente (alma) era, como descreveria Descartes, algo imaterial, separado do cérebro, mas interagindo com ele de alguma forma. Sir John Ecles um neurocientista atual continua achando que mente é distinto de corpo. Mas a grande maioria dos neurocientistas atuais acredita que todos os aspectos da mente e do corpo, como um quebra-cabeças, são largos sets de neurônios que interagem entre si formando não algo separado, mas um processo.

A Bioenergética se apóia na simples proposição de que cada ser é seu corpo. Nenhum ser existe fora do corpo vivo, por meio do qual se expressa e se relaciona com o mundo em sua volta, política, religião, economia como escreve Bri-

ganti. A mente, o espírito e a alma são aspectos de qualquer corpo vivo. Um corpo conectado com seu fluxo de excitação livre e pleno. Corpo e mente têm funções idênticas. Na Análise Bioenergética a mente reconhece o corpo e o corpo reconhece a mente. O corpo é muito eloqüente nos diz o dr. Lowen. Os homens são como relógios com mostradores de cristal que deixam à vista todos os seus movimentos, escreve em A espiritualidade do corpo. Sabemos que a tendência da alma é a realização plena do corpo. A vida do corpo é uma vida de sensações. O corpo, realmente, sente fome, alegria, tristeza, calor, dor, ternura, paixão. Todas as emoções pertencem ao corpo, mas só são reconhecidas pela mente.

"O corpo subiu-lhe à cabeça", é o famoso epigrama de Dorothy Parker.

Gostei dessa conversa estimulante e cheia de reflexões – o corpo psicossomático escrito pelo meu amigo Briganti. Essas questões me acompanham desde o início de minha profissão como Terapeuta? Psicoterapeuta? Corporal? Psicocorporal? Psicossomática?

XI
Cotidiano de uma Clínica. Pero no Mucho

Vésperas natalinas. O final do ano, portador das naturais angústias de recordações, invade os espaços psiquiátricos e psicoterapêuticos na velocidade da espera do trenó de Papai Noel. Sem alusões edípicas, a falta eterna que o ser humano sente em sua alma, em vários e escondidos, ressurge. Nostalgia, dor, melancolia, saudade, até alegria emergem na figura de um deus morto devorado entre carnes suínas, avícolas e sangue de vinho. Até o pinheiro, travestido de neve algodoeira tropical, sempre sem raízes ou raízes coloniais, quase murchando na luta por manter-se verde, guarda sob as asas angelicais da natureza os presentes de amigos nem sempre tão secretos.

Vésperas natalinas que sacodem fundo a alma angustiada de neuróticos e psicóticos. Recebi nesse Natal, entre presentes comestíveis e alguns bebíveis, um presente que bateu profundo em meus ouvidos. Era o de uma mulher que gravara em minha secretária eletrônica toda a sua história denegrida e vilipendiada pela doença. Nomeava-me como o grande responsável por toda sua desgraça, de suas filhas, das gorduras de suas filhas, da falência de seu marido etc., desejava-me entre péssimos natais, pragas flamejantes, e que eu praticasse orgias com minha esposa. Aliás, fiquei entre o semiconstrangido e a satisfação por tal idéia.

A loucura tem atalhos que, antes de me fazerem sofrer, fascinam-me pela poesia enviesada da construção do desejo, pela ilusão, pela tentativa de um encontro.

Não reconheci a voz. Mostrei à minha secretária especialista em lamúrias e queixumes; não reconheceu. Mostrei às pessoas que traba-

lham no mesmo espaço; não reconheceram. Dúvida de uma brincadeira, calúnia ou a besta psicótica entreolhando-me? El Niño fez-se sentir. Tormentas, árvores caídas, alagamentos, trovões, Apocalipse ao vivo e em cores! João de Patmos deve ter escrito o regulamento interno dos cristãos num dia semelhante a este. Os pacientes vão desmarcando seus horários impossibilitados de atravessar a nado a cidade comandada pelo escudeiro nada heróico de Maluf. Fui para minha casa. Rezando para que o eterno Tamanduateí ou Pinheiros ou Tietê, como sempre, desde que nasci, não beijassem a capota de meu carro.
No outro dia, céu azul, chego alegre ao trabalho. Lá encontro o pessoal que trabalha em alvoroço. Falam quase todos ao mesmo tempo. Seus rostos desfigurados pela emoção de um El niño maior: uma mulher, loira e louca, estivera atrás de mim! À minha procura! Ensandecida! Queria matar-me! Talvez estivesse armada com um revólver, ou com um punhal. Chamava-me pelo nome inteiro: Carlos Rosario Briganti... ressaltava em soprano forte o *Rosaaaario...*

Pedi que a descrevessem. Era alta, baixa, longa e gorda, loira, platinada, armada talvez, dizia que eu a atendia na casa em frente ao nosso consultório. Foi a deixa. Há cinco anos, eu atendia um grupo na referida casa. Afastei-me do burburinho de meus colegas de profissão, recolhi-me ao consultório e mergulhei na memória. Lembrei-me de Jung, que dizia que a *bete noir* — psicose — é contagiosa. Nunca tive a menor dúvida, menos agora.

Recordei-me de um antigo grupo, em que participava uma mulher com aquelas características. Sua história fora marcada pelo estigma do patinho feio. Doce criatura, alquebrada em cicatrizes de dor. Os fantasmas sempre a molestaram. Várias análises, vários psiquiatras, todos derrotados pelo câncer da alma, psicose. Procurei em minha agenda seu telefone. Disquei.

Conversei com sua filha, seu ex-marido. Recordamos os velhos tempos. E ouvi, entristecido, que aquela outrora linda mulher dormia ao relento nas ruas dos Jardins. Recusava medicar-se. Odiava a todos os psiquiatras, psicologos, a todas as instituições. Responsabilizava-as como o vírus de sua decadência.

Entristeci-me diante de seu destino. Entristeci-me diante de minha impotência. Entristeci-me diante de colegas de trabalho que entre o medo da louca e da loucura, cobriam-se em piadinhas de fundo de quintal sobre meu trabalho, revelando as asas negras de uma psicose que abraçava a todos, *pero no mucho...*

Comentário de Mirtis Toledo, psicóloga, psicoterapeuta e coordenadora do MIP.

Em estilo despojado e inteligente, Carlos Briganti, querido amigo e parceiro nos momentos de grande importância da minha vida, transportou-me com esse episódio de um "cotidiano clínico" a refletir sobre uma questão pouco abordada e muitas vezes esquecida: nossa condição humana.

Ah! como seria bom não sofrer, nem ser agenciada pelas mesmas maquínicas...

Que minha alma não fosse invadida por intensidades desagregadoras e sombrias, contagiada pela "Bête Noir"; como poeticamente era designada por C. G. Jung a psicose cotidiana, e neste texto retratada com tanta propriedade.

Esse capítulo prima por mostrar como pode estar presente, em cada relação amorosa, em cada grupo de trabalho ou social, nas amizades, nas relações familiares, enfim em nosso cotidiano a "Bête Noir" que de poético nada tem, pois por onde passa deixa seu rastro de pequenas ou grandes catástrofes, nas relações interpessoais e em nossa almas!

É emocionada que agradeço a possibilidade de fazer parte do cotidiano de Carlos Briganti, e quem sabe estar mais atenta aos vôos rasantes da minha "Bête", pela inspiração que leituras como essa possam me trazer.

XII
Amnésia de Pescador

MK é um flamenguista da gema sem exagero da expressão; congrega dentro de sua personalidade a combinação inteligente do criativo carioca: mistura de irreverência e crítica sagaz. Sempre pronto em respostas, que produziam em todos nós do grupo terapêutico a hilaridade do momento em direção à reflexão crua dos diferentes momentos trágicos da vida. MK, porém, vive um instante anômalo há alguns anos. A beleza de praias dos *sunshines* aos *sunsets* desapareceram. Procura-me sob as vestes das tormentas tropicais: extremamente angustiado, de longe poderia reconhecê-lo vindo das areias de Ipanema; sua cor branca, seu gaguejar contínuo, suas mãos trêmulas, seu suor abundante, suas corridas noturnas em busca do pronto-socorro cardiológico, à espreita da morte, a escolha do momento de dizer adeus, as noites de insônia por medo do fim, as sessões de acupuntura, as quantidades enormes de benzodiazepínicos diárias, a vida esvaindo-se em corredores que iam da busca da espiritualidade oracular às clínicas alopáticas. Sua expressão carrega em seus olhos a vermelhidão dos desesperados. O paradigma da existência entrecortado entre o absurdo de continuar vivo-sofrendo e o desejo imanente de continuar existindo-vivo.

O destino, ou a vida...

Porém, havia uma tragédia: recorda-se de uma noite de alegria com a mulher amada e um casal de amigos, noite quente de cheiro de mar,

estrelas brilhando a paixão dos deuses, o som dos mares próximos, o vento fresco da brisa que recolhe os veleiros. São tomados pelo súbito, o inédito que os recolhe abruptos numa encruzilhada da avenida Presidente Wilson. Uma caminhonete os apanha entre a lateral e frente levando-o para dentro das ferragens, estilhaçando os ossos de sua face, a seu lado sua amada diz seu nome. Recorda-se da mão do bombeiro que o conforta, o barulho da serra rasgando as latas que o mantêm preso. Sua mulher já retirada, seus amigos também. Recorda-se de chamá-la pelo nome. Grita por seu nome. No hospital a outra recordação: grita por ela, ela responde seu nome e, em seguida, o silêncio de uma noite que alonga-se até hoje: amnésia.
Não se recorda de mais nada. Sente antes de tudo: pânico. São cinco anos de tortura, medo e a impossibilidade do recordar...

O silêncio de uma memória

"Briganti, eu já fiz de tudo. Não me lembro. Choro convulsivo. Todos sempre acharam que fosse armação minha. Não é. Nada fiz para escapar da justiça. Teria sido melhor ter sido preso, puxado cana, sei lá. Eu não consigo me lembrar. Eu só gostaria que você acreditasse em mim. Que não desconfiasse de mim. Eu não tenho medo de fugir às responsabilidades de um homem. Eu amava minha mulher. Choro. Jamais pensei em assassiná-la. Tivemos filhos. Enlouqueci. Deixei nossa filha com minha mãe. Casei-me em seguida com uma outra mulher extraordinária. Só que sou um lelé da cuca. Devo ser um transtornado, não um mau-caráter."
Conversávamos longamente sobre o silêncio de uma memória. Avaliávamos a importância da estratégia de ter optado pela amnésia. (Olhava-me como se eu fosse o outro insano.) Talvez fosse interessante ter-se dado um tempo para apaziguar a dor de uma perda tão fundamental. Estava em um luto silencioso ou talvez até ainda não se encontrasse em luto. Talvez ainda estivesse no corredor do hospital à espera da resposta do último grito. Ela ainda não respondeu, quem sabe, outro dia, responderá? O devir de um destino diferido.
"Isauuura! Isauuura! oh! minha doce querida, onde está você? Por que não me responde? Eu troco minha vida pela tua. Eu vivo a tua vida pela minha. Eu sou teu em mim, e você em mim." Choro. Choro...
A dor de uma paixão produzindo a arte de sobreviver. O pacto de silêncio sendo lentamente desvendado. Entre a dor da recordação da

sua amada morta, a dor viva do alienado da existência: a lacuna da amnésia em troca do mal-viver, em medo e pânico. Pânico de recordar o não recordado. O devir de uma memória.

Entender o processo de MK como uma repressão, induziria-nos a termos uma explicação simplória da psicanálise sobre o processo de vida por ele vivido. Estava naquele momento apto a me definir pela vivência de uma sublimação. Talvez primeiro porque essa expressão é carregada de suas ancestrais conotações religiosas e poéticas. Ou seriam ambas a mesma coisa. Normam Brown, em seu texto "Vida contra a morte", define a sublimação como o emprego da energia corpórea por uma alma que se mantém à parte do corpo: "é um levantar da alma ou suas faculdades sobre a matéria", como definia Swift sobre o entusiasmo religioso.

MK encarnava o platonismo a toda. Exercia a elevação do espírito sobre a matéria. MK era seu próprio xamã, que pela técnica da saída do corpo mantinha a memória do seu Ego a distância. Sua amada Isaura mantinha-se eqüidistante entre a alma, a matéria e o desejo. Porém, esse triângulo não se apresentava eqüilátero pleno, mancava em um dos seus vértices. Esse era o conhecimento da impossibilidade de realização plena. Como todo xamã, não há possibilidade de existir um feitiço completo, sempre ocorrerá a sua falência, sempre existirá uma chave de ruptura, seja esta um contrafeitiço ou a própria temporalidade do enfeitiçar. O desejo atemporal de MK diante de sua magia chegava ao fim. A chave de sua saída: o pânico, sua retirada auto-xamanística a procura de um outro xamã ou médico.

Devolver a alma ao corpo, ou sair de uma divisão, é uma estratégia de restaurar a dor da sublimação no próprio corpo. O movimento básico é o de identificar-se que é o sinônimo de incorporar-se. MK tinha de se identificar como viúvo antes de tudo, o que viesse acompanhando o novelo dessa história seria uma outra novela.

À medida de nossos encontros, a confiabilidade na relação estabelecia o vínculo fundamental do encontro, o de poder estar sendo ouvido, o de estar na procura de um ser. A magia científica da transferência se exercitava. MK: "Tive um pai que sempre me possibilitou a busca do que quisesse. Raramente interferiu com seus dogmas no meu destino, ao contrário, sempre esteve em sua ausência de opinião, com a mais forte destas, a de creditar-me esperança e fé em mim mesmo".

Recolhia para mim a mensagem: que continuasse a ser um bom comandante de avião, ou seja, que cumprisse uma rota já predeterminada, que tivesse a humildade da não mudança. Por outro lado, confiava em minhas horas de vôo para os possíveis eventos de uma longa viagem.

Nos encontros estabelecia uma visível e quase palpável materialidade na condução de sua reflexão. Reconstruía suas pegadas, fazia um exercício vívido de suas memórias. Quando fui salientando que seu armazenamento de memórias era o que possibilitava esses recordares, foi-se apercebendo de que sua amnésia era parcial, lacunar. Visível sob o prisma de que, além do trauma sofrido, havia muito além da fratura em seu osso temporal, arcada, zigomática, sob o território orgânico, uma alma ferida e cega.

O diagnóstico diferencial levava-me até o dr. A. R. Luria, que foi quem melhor descreveu tanto o lobo frontal como as síndromes amnésicas em seus livros *Human brain and psychological processes* e *The neuropsychology of memory*; procurava pela referência literária do dr. Oliver Sacks a crueldade característica da época da lobotomia. Esses são os referenciais clássicos, e parafraseando Sacks: "o campo da pesquisa sobre a memória é hoje extremamente ativo, e seria quase injusto destacar alguns nomes".

A começar pela discussão psicossomática diagnóstica diferencial, fomos em direção à neurofisiologia, recorrendo aos trabalhos do dr. Carlos Tomaz em suas pesquisas sobre o fenômeno de potenciação de longa duração (*Long Term Potentiation* — LTP), que ocorre da seguinte forma: "a membrana pós-sináptica da célula B é despolarizada por meio da ação de receptores do tipo não-NMDA. Essa despolarização libera o bloqueio exercido pelo magnésio sobre os receptores NMDA, permitindo a entrada de cálcio para o interior da membrana pós-sináptica. O cálcio estimula quinases cálcio-dependentes levando à indução de LTP. A célula B libera um mensageiro retrógrado (óxido nítrico e/ou monóxido de carbono), que se acredita atuar sobre o terminal da célula A, aumentando a liberação do neurotransmissor (glutamato).

Continuando na discussão diagnóstica diferencial encontramos outros pesquisadores como os drs. Ivan Izqierdo e Jorge Medina, que revelam que os benzodiazepínicos são também encontrados naturalmente no cérebro, em regiões concentradas tais como o hipocampo, septo, amígdalas. As pesquisas laboratoriais revelam que são liberadas em situações que induzem memórias nos animais de experimento. Sabemos que essas situações são profundamente estressantes. Sabia-se também que o septo, a amígdala e o hipocampo estavam envolvidos na formação da memória. As provas e contraprovas dos experimentos revelavam a importância de todo esse complexo neuro-físio-bioquímico para a sua produção. MK teria sob essa cruel situação traumática de sua existência estar alterando esse complexo neurotransmissor e com isso construindo um facilitador na construção de sua amnésia. O orgânico produzindo o psíquico que interpreta o orgânico.

Agrego a esse diagnóstico interdisciplinar psicossomático o "Projeto" de Freud, que é, em sua essência, a construção de um aparelho de memória. "É pela memória que o psiquismo se constitui". Recapitulemos: o aparelho psíquico é constituído por três sistemas de neurônios: (1) percepção; (2) memória; (3) consciência. A diferença fundamental entre Freud e o mentor filosófico de Reich que foi Bergson tem sua área de conflito na relação entre *cérebro e lembrança* e *matéria e memória*. Optávamos pelo raciocínio de Freud, entrávamos numa outra esperança.

Engrenagem

Qual o motivo que teria levado MK à destruição do campo da memória? Sobrava o óbvio: o motivo básico era algo que não podia ser lembrado, havia uma peça-chave na elucidação da construção dessa amnésia. Havia apenas um caminho a seguir: era acompanhar o caminhar de MK em suas histórias, dar-lhe espaço de reconstrução de uma história própria. Os dentes quebrados da engrenagem aos poucos deveriam surgir, pelo menos assim esperava... resgatando a obviedade!

MK falava, ria, observava-me, reconstruía os estados de pânico, medicava-se com bromazepan, até que surge o dia "D": pediu permissão para poder lentamente iniciar o processo de diminuição do ansiolítico. Um gesto de coragem há tanto tempo perdida. O herói retornava à sua psique, nutria naquele momento coragem para iniciar o processo de dessensibilização que a droga lhe proporcionava, retomava a possibilidade de viver sem muletas. MK após tantos anos reerguia-se diante de sua própria história.

Contratransferência ou devaneio curador

Recordo-me do primeiro sonho interpretado cientificamente por Freud, a data é clássica e marca, como bem o define Emilio Rodrigué o início do século XIX, 24 de julho de 1895. O sonho de Irma: "O grande vestíbulo, numerosos convidados que estamos recebendo, entre eles...".

Sinto-me no *hall* de entrada do edifício montado por MK. Abriu as portas de seu inconsciente. Desliga-se da anestesia provocada pelos ansiolíticos, e adentra a arquitetura de sua psique. Relembro do axioma máximo: sonhar é o ato ou tentativa de se realizar desejos. MK aproximava-se dos seus desejos.

"O primeiro foi seu pai, o segundo seu irmão, o terceiro foi aquele que MK deu a mão..." O primeiro dos desejos a serem decodificados foi o da perpetuação de um antigo e primeiro amor. A não possibilidade de reconhecer o final trágico de um grande amor. Isaura se fora. Reconhecê-la morta, o primeiro passo para retomar a incorporação de uma vida. MK sonha: "Ela estava tão linda, de branco, sorrindo estendia-me as mãos que não conseguiam tocar-me, senti, senti e senti... que ela estava bem..." Choro.

MK iniciava a aceitação da morte de sua mulher por meio de um objeto intermediário. A visualização espiritualista de uma eternidade. Permanecia viva em outro além, e confirmava-se a morte nesse estado por aqui, na Terra. Compreendia uma das funções básicas das religiões, a do oferecer o tempo de aceitação do irreversível. Viva lá, com possibilidades de contato; morta aqui, com possibilidades apenas de sentir saudade.

Assim que começou a sonhar, MK saía dos piores dos sonhos: o de sonhar acordado. O segundo desejo decifrava-se, a amnésia como um sonho. MK arranhava os quarenta anos de idade. Idade terrível, em que o tribunal de inquisição interno surge violento e forte, a questão crucial é: será que perdi o bonde? A idéia da mortalidade surge geralmente ao redor dessa idade. É a metamorfose, em que o homem deixa de ser imortal para transformar-se em mortal. A idéia do fim, a idéia da mortalidade, a idéia da morte que é retomada dos tempos infantis sobre o corpo carregado de angústia e vida...

O terceiro desejo também surgia; a morte de Isaura funcionando como um verdadeiro *alter ego*, ela morrendo além da perda do amor perdido, instaura a verdade que também um dia morrerá. MK toma consciência de que restou como único *tape* de uma história, apercebe-se que morreu para sempre na consciência da falecida, MK percebe-se morto na pessoa que mais desejava em vida. Isaura não o reconhece mais. Não mais o chama, encontra-se definitivamente falecido na falecida. Os movimentos espirituais criados pelos homens tentam aplacar essa dor, dando a possibilidade de um outro encontro, num outro paraíso, numa outra encadernação, numa outra... outra... outra. Ai! que saudades de minhas memórias!

O quarto desejo revelava-se o mais sombrio dos destinos: Isaura talvez fosse o MK por vir. Quem sabe? Que oráculo a consultar? Eu prefiro os poetas: "navegar é preciso..."
E sob essa crença, pusemos a quilha em direção ao coração, e fomos auscultá-lo sob a dialética do amor e ódio. Havia no coração de MK o cultivo de um ódio. Este o quarto desejo. Este ódio é o representante do quarto desejo. Como pude eu ser escolhido pelas mãos de um destino para servir de sacrifício de minha vida, amor e esperança. O desejo adquiria um álibi. Relembro Peter Gay

[...] toda cultura, toda classe, todo século constrói seus próprios álibis para a agressão. E cada um desses estratagemas defensivos tem sua história. A maioria é simples réplica de racionalizações consagradas pelo tempo, ou sutis variações das mesmas: apenas uma pequena parte consegue ser verdadeiramente inovadora [...].

MK sucumbe diante dos álibis, enumerando a quantidade de agressões realizadas: o abandono da filha do primeiro casamento. A saída da cidade em que o episódio aconteceu. As sensações de pânico vividas sob o mimetismo da culpa de uma morte. A confissão de que havia "dado uma bola" e bebido uísque com a mulher e amigos antes do acidente. A roda da engrenagem confirmava a lenda de que "navegar é preciso, viver não é...".

Construção: cena de workshop

Sobre uma folha de papel, desenhamos o contorno do corpo de MK. Sobre esta, desenhou a história de sua dor. Surgia um corpo de costas, carregando sobre os ombros uma vara que lembrava sustentar dois balaios de peixes. Descalço dava a sensação do caminhar solitário. "É, Briganti, eu imaginei retratar-me como um pescador. São os balaios pesados, carregados de peso. Fim de uma jornada, lá vai ele à procura de seu caminho..."
"Pesca... dor. Você representando o eterno ato de continuar carregando a pesca de sua dor. O que você carrega no balaio?
"Carrego todos os pedaços de minha culpa... Carrego minhas dores... é como você disse há pouco, carrego as pescas de minha dor...
"MK, imagine esta figura sem os balaios, lembra uma cruz que você suporta, carregando sobre seus ombros. Pescador de dores, carre-

gando pedaços de peixes. Talvez pedaços que vêm das profundezas dos mares, das praias solitárias, carregando sobre os ombros em forma de cruz sua pesca, seu peixe, seu peso... "Eu não suporto mais carregar essa dor. Basta! Carrego esse defunto por todos estes anos, ele me sufoca... "O peso da culpa faz com que seu peito envergue sobre si mesmo fechando seu peito. Seu sufoco, sua dor... "Minha dor em meu peito. Meu sufoco. Meu coração amado que chora de culpa, eu não suporto mais carregar um crime que não cometi!" Aproximo-me do desenho e rasgo a cruz de suas costas. O pescador está livre do peso. A figura transforma-se sob o corte. MK chora o choro da libertação. Rasga com suas mãos as bainhas das calças que estavam a serviço do imaginário grilhão. A libertação de uma dor, de um pedaço de cadáver que emergia das profundezas de seu oceano particular em direção ao homem caminhante de uma praia...

XIII
O Sonho da Psicossomática*

Nesses momentos de fim de jornada, em que os amigos aqui estiveram com sua parcela de inteligência, experiência e acima de tudo de boa vontade, nesse sábado tropical, após uma exaustiva semana de trabalho, contribuindo muito para o crescimento dessa comunidade, meus sinceros reconhecimentos e agradecimentos, muito obrigado. Estar sentado à mesa com a mestra, prof. dra. Mathilde Neder, com quem, a cada dia de encontro, mais admiro por sua humanidade, afetuosidade, sabedoria e pela energia vital plena em sua arte de transmitir o conhecimento e sapiência desde sua alma; meu orgulho de estar a seu lado. E meu velho amigo de lutas e pescarias, prof. dr. Sergio Bettarello que, em suas expressões sempre risonhas e afetivas, leva seu árduo trabalho diário com a elegância e o otimismo de sempre, espero estarmos juntos em outras tantas histórias como esta que iniciamos no MIP.

Esse simpósio em seus fragmentos fez-me recordar de uma passagem de Nietzsche em que ele dizia que um pensador sempre atira uma flecha no vazio, e um outro pensador a recolhe, para enviá-la numa outra direção. Fomos essencialmente arqueiro-nietzchianos nesse simpósio. As setas, tentando atingir um alvo, construíram em suas trajetórias uma verdadeira rede, à semelhança da tessitura de um tapete deleuziano.

---

* Apresentado no Simpósio sobre Subjetividade, promovido pelo Movimento Interdisciplinar de Psicossomática — MIP, no Hospital Alemão Oswaldo Cruz, São Paulo, 1997.

Deleuze recorre a essa imagem pictórica nietzschiana para explicitar o entendimento do ato de transformação contínuo de uma idéia. É o rizoma aéreo. A idéia como fruto aleatório de infinitas setas erráticas, que originárias de dentro de um dito reconhecido ou de um novo, também, ainda, dito alienígena. Porém como toda arte, existe um quesito de realização: como ser atingido pelas setas rizomáticas?

A fim de podermos ser atingidos por estas e sermos alvos de suas cargas, devemos, à semelhança do conto africano da festança de Olofin, rei de Ifé, seguir o conselho de Babalaô: abrir a couraça para a seta atravessar nossos corações. Reich, territorializado numa cartografia seta rizomática, também conhecida como esperança da libido em fluxocaoticocósmico.

Os fragmentos-flechas desse simpósio possibilitaram a oportunidade do nascimento de um sujeito, caracterizado pela ausência de seu indivíduo, e sob esse ato descorporificado, possibilitando o surgimento da subjetivação. A interdisciplinaridade é um ato máximo de subjetivação, em que o entrecruzar-se com o outro abdica do sujeito, pois enquanto se é sujeito, enquanto se exerce a idéia do "sou qualquer coisa", ou seja: petista, intelectual, corintiano etc., a subjetividade não ocorre. Ocorre apenas marionetar-se sob os fios do agenciamento de uma história. Pois, a subjetividade não provém de uma referência-estatutária, ela é o ato de não se articular dentro do EU. É a arte do devir.

Sob essa perspectiva utilizemo-nos do *designer* de nosso cartaz MIP, em que uma apreensão qualquer do mundo, das idéias, por exemplo, se dá em colaboração com o olhar, seja paranóico, assustado ou exibicionista e o que se revela é a distância territorial infinitamente próxima das mãos. A seta foi lançada. O estar de coração aberto implica a dissociação da subjetividade distinta de toda forma de saber ou de poder. É o instante sonâmbulo ou mágico da apreensão artística. O momento em que o sujeito está não-desatento ou curvado sobre suas próprias forças.

A forma de uma ação ou formação é a sofisticação da expressão do poder. É a herança grega da construção das relações de poder entre os homens ditos livres, homens livres governando homens livres. Talvez, segundo Foucault, Deleuze e Guattari, essa tríade francesa, seja melhor o exercício do poder sobre o si mesmo. A subjetividade de si mesmo pela ausência do sujeito. O ato do exercício da força sobre si mesmo não deve ser confundido com a fuga da proteção, mas com o devir de cavalgar a própria força em direção... seja da morte, da vida, do suicídio ou outra intercorrência qualquer do devir.

O devir implica a não redução do pensar-se humano como sendo isto ou aquilo do homem, mas sim de um devir universal que significa desfazer-se do corpo que lhe é imposto, desfazendo-se da organização que lhe é imposta, reconhecendo-se como um devir de um amplo grupo, de uma população, de uma área de uma espécie de um cosmos ou de um sonho.

O sonho desse simpósio pictora-se de fragmentos-territórios: é o encontro de um verdadeiro "laboratório de pesquisas: dá-se um curso sobre aquilo que se busca e não sobre o que se sabe".[1] Todos sabemos o quanto de transpiração é necessário para alguns poucos segundos de inspiração. Os recortes vieram de várias mesas, cada qual no devir da construção de uma subjetividade particular. Todos nós na atenção possível de ser mantida, recortamos aquilo que tínhamos vontade, desejo, o que seria aproveitado para alguma coisa, mesmo que às vezes parecesse distante de sua prática ou atividade diária. Construímos lentamente um sonho de devir psicossomático.

O sonho é uma das trilhas que conduz ao instante criador da alma, em que a autobiografia expressa-se sob uma vasta pluralidade de viéses. O sonho como ponte intermediária entre o mito e o onírico. Mito desde suas primeiras definições platônicas, seja o portador de mensagens ou relatos. É sob essa primeira idéia mítico-onírica que caminhamos sob o contexto subjetivo da palavra "psicossomática".

Tal qual a construção onírica, constrói-se a subjetividade psicossomática em si mesma sob as infinitas vozes que nos cercam. São vozes-fluxos contínuos, navegam a favor ou contra a corrente, em turbilhões, quedas livres, rodamoinhos, são fluxos de outros fluxos: de esperma, de fezes, de instituições, de dinheiro, de política, de poder etc. Subjetividade-psicossomática como sinônimo da expressão desses vozes-fluxos ou "subjetividade polifônica". Este termo foi criado por Mikhail Bachtin que em seu texto "The dialogic Imagination", ao comentar os romances de Dostoievsky, revela a subjetividade ou sonho do escritor, que se utiliza para sua arte de criar de uma superfície em que submete, democraticamente, várias linguagens e vozes a um diálogo constante.

Essa expressão democrática alicerça o significado subjetivo-psicossomático, que é construído por infinitas vozes de um mesmo peso. Esse sonho psicossomático nos conduz de imediato a entender que, sob essa polifonia subjetiva, emerge o reconhecimento da existência de diferentes sósias que cada um carrega em si mesmo. Cada sósia impregnado por uma maquinação social, política, econômica, ecológica, psicológica, histórica, inconsciente, somática, genética, hereditária etc.

Com a finalidade de demarcar um início, trarei a denúncia de um sósia tão terrivelmente perseguido nos últimos dois mil anos: a sexualidade. John Ashbery tem um poema com esse título, "O sósia erótico":

Ele diz que hoje não está a fim de trabalhar.
Tudo bem. Aqui na sombra
Atrás da casa, protegido dos ruídos da rua,
A gente pode revisar todo tipo de velhos sentimentos,
Jogar uns fora, guardar outros.
O jogo de palavras
Entre nós se intensifica quando há
Menos sentimento ao redor pra confundir as coisas.
Outra rodada? Não, mas as últimas coisas
Que você sempre acha para dizer são um charme, e me resgatam
Antes que a noite o faça. Nós derivamos
Nos nossos sonhos como num bote de gelo,
Lançado através de perguntas e fissuras de estrelas brilhantes
Que não nos deixam dormir, pensando nos sonhos
Enquanto acontecem. Algum evento. Você que disse.
Eu disse mas não guardei para mim. Achei melhor assim.
Obrigado. Você é uma pessoa agradável.
Obrigado. Você também.[2]

 A psicossomática teve em sua construção vários sonhadores. Como referência epistolar recordemos Freud: numa noite de verão, 24 de julho de 1895, no desejo de uma eternização, subjetiva-se sob seu sonho a inscrição, eternizada em mármore: "revelou-se ao dr. Sigmund o segredo do Sonho". Nunca um sonho foi tão vasculhado. Ainda hoje permanece hermético o suficiente para que sempre se torne uma outra revelação. Foram diferentes as vias de acesso, as múltiplas inserções subjetivas ou livre-associativas.
 Desde os resíduos diurnos do sonhador perseguido por cães farejadores de primeira. Lá se encontra um médico judeu fantasmado pela pobreza, um interlocutor Fliess com quem desafoga as angústias de mais uma outra gravidez. A gestação do anticoncepcional por Fliess, revelado tardiamente a Freud. Martha com 34 anos resignadamente uma vez mais grávida. Breuer como meio-irmão, Fleischl em overdose de cocaína. Taquicardia, angina de angústia, dores precordiais, diminuição dos charutos. Charutos às vezes são charutos, *pero nem siempre*.

A noite sorrateira, dos recônditos rizomáticos emerge "O sonho da injeção de Irma". Freud Champollion diante de uma Irma-Roseta, marcando uma nova leitura da subjetividade, predeterminada pelo mundo dos seus desejos decodificados livre-associativamente. Qual *take* de cinema inicia o sonho: um grande vestíbulo, numerosos convidados — todos somos convidados a entrar nessa cena — entre eles a Irma, a quem eu tomo logo à parte para responder a sua carta, e censurar-lhe por não ter aceitado minha solução. Eu lhe digo: "Se sentes ainda dores, não é de fato por não ter aceitado minha solução. Ela responde: 'Se soubesse o que sinto de dores na garganta, estômago, abdome, sintome sufocada'. Assusto-me e observo. Ela parece pálida e inchada. Reflito se não omiti algo de... orgânico".

Aqui, nessa metade do sonho, efetuo uma particular subjetivação ou o particular sonho psicossomático. Qual o mito de Hércules, a grande luta de Freud foi, desde o início, a da tentativa de interligação psico-soma. A angústia onírica também encontra-se entre este desejo e o temor de criar um espaço distante do somático. "Reflito se não omiti algo de orgânico." Este paradoxo, transmitido pela angústia do temor ou desejo de afastar-se dessa empreitada, levará à construção de uma psicanálise cada vez mais análise, distanciando-se radicalmente dos primórdios míticos ou oníricos de sua gênese.

O corpo somático distanciando-se e substituído pela articulação da rede de significantes. A materialidade somática substituída pelas redes de linguagem ou lingüística. Os discípulos que se aliaram à primeira idéia da materialidade orgânica foram execrados do movimento, como Reich, que tentou resgatar a teoria da libido em seu *Análise do caráter*. Outro sonho mítico ou subjetivo-psicossomático.

Voltemos ao primeiro sonho. Lá encontram-se a taquicardia, os charutos, a sexualidade, a família, a pobreza, o anti-semitismo, a cocaína. Lá encontra-se a interdisciplinaridade de uma subjetividade. Recordo-me da dra. Nise da Silveira: "A sociedade é, por si mesma, só, um imenso hospital onde a disciplina, a ordem, a exclusão do prazer, o abuso da moral impõem a todos a lógica do capital, mas não se esquece dos inumeráveis estados do ser, dos outros arrabaldes cada vez mais perigosos...".[3]

Este é o nosso sonho ou subjetividade, o de se criar uma possibilidade democrática das discussões entre as ciências, em que o eu sou isto ou aquilo seja substituído por nós-cosmos. Um outro devir de Nise-Espinoza que ensina: "...vivemos numa parte do universo. Podemos realizar pesquisas em torno de nós e em nós mesmos, mas não alcançaremos a compreensão da natureza infinita, pois somos finitos".[4] Imagine o nosso sonho psicossomático.

Todos reconhecemos que o embrião desse sonho-subjetivação é a "psicologia" como o autor denominava o "Projeto". O leão Emilio Rodrigué substantiva o "Projeto" de "O torso renegado".[5] Pois antes da noite mágica do elucidar os sonhos, Freud, junto a Fliess, desvela o caminhar da libido: "os sintomas, como os sonhos, são realizações de desejos". O projeto denuncia-se já no primeiro parágrafo: "A finalidade desse projeto é estruturar uma psicologia que seja uma ciência natural, isto é, representar os processos psíquicos como estados quantitativamente determinados de partículas materiais específicas, dando assim a esses processos um inequívoco caráter concreto".

A materialidade orgânica gerando metapsicologia, que interpreta o *winchester* somático, que elabora a materialidade virtual ou memória. A antecipação científica do que será reconhecido como inteligência artificial, ou, para nós, como Subjetividade. Torso Renegado, por ser gravidez precoce. Abortado pela ausência de rizomas. A necessidade do aprisionamento à leitura newtoniana como modelo disponível. O fechamento ou renegação de uma caminho por falta absoluta de condições interdisciplinares de continuidade. Porém a seta estava lançada. A subjetividade como sinônimo ou condição psicossomática. Para alicerçar o modelo, ainda que capenga, como modelo entrópico, pois todo o desenvolvimento freudiano alicerça-se no sistema energético fechado, distante dos estudos dos modelos atuais dito abertos, e lança mão dos recursos filosófico-clínicos para amalgamar sua teoria: a questão da memória.

Recorre-se a Bergson.[2] Tanto um como outro coincidem na crença da perpetuação da memória. O esquecimento não como uma deficiência, mas como uma qualidade de sobrevivência. Ambos vão coincidir novamente no fluxo contínuo do afeto mnêmico. A materialidade mnêmica incorporando a construção do psíquico. Corpo e psíquico na unicidade da lembrança das memórias. Bergson diz: "Chamo de matéria o conjunto de imagens, e de percepção da matéria essas mesmas imagens relacionadas à ação possível de uma certa imagem determinada, meu corpo".[2] Em outro instante: "Quando um corpo estranho toca um dos prolongamentos da ameba, esse prolongamento se retrai; cada parte da massa protoplasmática é portanto igualmente capaz de receber a excitação e de reagir contra ela; percepção e movimento confundem-se aqui numa propriedade única que é a contractilidade...".[2]

O tempo mnêmico como decorrência reveste-se da atemporalidade, possibilitando-nos o direito de sonhar...

Bibliografia

1. RODRIGUÉ, EMILIO. *Sigmund Freud. O século da psicanálise: 1895-1995.* São Paulo, Escuta, 1995.
2. BERGSON, HENRI. *Matéria e memória.* São Paulo, Martins Fontes, 1990.
3. SILVEIRA, NISE. *Cartas a Spinoza.* São Paulo, Livraria Francisco Alves, 1995.

Comentário de Denise Gimenes Ramos, psicóloga, doutora em psicologia clínica pela PUC-SP, professora da PUC-SP.

Boa vontade, inteligência, experiência, diz o mestre Briganti, formam a tríade imprescindível no manual de sobrevivência desse emaranhado obscuro que tem sido a psicossomática.

Um clarão aqui, outro acolá, e acredita-se que o Ah, Ah! aconteceu, agora entendi! A mente está para a psique/alma/espírito assim como Ou é o corpo que está para a psique assim como

Mas, Deus do céu, o que é mesmo a psique? E o corpo, parece tão mais fácil. Alguém tem, por favor, uma boa definição?

Ferrenhamente, flechamo-nos sorrindo prazerosamente com a ignorância do colega que, coitado, defende um ponto de vista tão ultrapassado: "Mas, Jung já disse isso em 19... e só agora ele/ela descobriu? Como ele/ela não lhe dá o crédito?".

O coração acelera, taquicardia nervosa, ansiosa, tenho de provar, tenho de mostrar, eu já sei, eu já li, as últimas pesquisas, as últimas descobertas. Quais mesmas?

E, assim, sentamos nas trincheiras da linguagem técnica, usada como escudo contra o colega "não-psi", "não-médico", "não-sei lá o quê".

Mandamos flechas, pegamos flechas. Queimamos a mão. Erramos/acertamos o alvo.

Arrepiamo-nos diante da proposta generosa/corajosa de "abrir a couraça do coração". Mas logo esta? A mais querida? O coração e as flechas, símbolos míticos, arquetípicos, reveladores das polaridades amor/ódio e geradores de imagens de sofrimento, paixão mal/bem resolvida, sangue, infarte do miocárdio (Ramos, 1990).

Tal como Vishnu, perdidos em pensamentos no alto da mais alta montanha, vagamos teoricamente à espera de que as flechas de Madana nos despertem para o amplexo companheiro, dando forma e concretude às idealizações imaginadas (Albrecht, 1979).

A ignorância sentida é aliviada no compartilhar das queixas: falta cérebro, falta inteligência (consolo: ouvi falar que S. Freud fez queixa semelhante). Faltam palavras para as intuições vagamente captadas.

A tensão diminui com a leitura justamente daquilo que eu pensava, mas não sabia que sabia. Ele disse por mim. Seu devir veio antes do meu.

"Desfazer-se da organização imposta", mudar o paradigma, mudar o condicionamento do pensar. Embora o palavrão "psicossomática" encerre uma cisão e aponte nosso limite, ele revela uma certa preferência, pois Heinroth (1808), seu criador oficial, também cunhou o termo somatopsíquico. Será que a escolha pela palavra "psicossomática" revela a predominância inconsciente da psi sobre o soma?

A alteridade é vislumbrada na busca democrática de uma compreensão única. Mas temos de cuidar para não caírmos num novo reducionismo que, embora mais sofisticado, não deixaria de ser simplista e primário.

Se posições dualistas ou pluralistas não são mais sustentáveis, a procura de uma teoria única que explicaria o organismo ou o universo como um só processo auto-organizador pode ser uma nova cilada nesse anseio pela unidade. Uma cilada, como diz Henri Atlan (1992), que pode nos levar a um forte reducionismo: o reducionismo do psíquico ao físico, ou o inverso, do biológico ao psíquico por intermédio do cognitivo — uma vez que esse processo auto-organizador da matéria seria de algum modo um processo cognitivo. Cairíamos, assim, num tipo de neovitalismo.

Cientes desse perigo, multiplicamos nossos esforços na formulação de um pensamento transdisciplinar, no qual tentamos observar o fenômeno na sua multidimensionalidade, com uma visão "poliocular", como diz o sociólogo e epistemologista E. Morin (1996).

Nesse contexto, emerge sincronicamente dos EUA e Rússia, nos anos 70, a teoria do caos com a proposta de criar um ponto de vista universalista pela contribuição de cientistas de diferentes áreas. Essa teoria, ao observar sistemas complexos globais, independentemente dos detalhes locais, leva, por exemplo, ao reconhecimento do corpo como um local de movimento, ritmo e oscilação. Um funcionamento metabólico saudável é aqui resultante de um sistema de caos ordenado; excesso de harmonia e ordem sinalizam mal-estar. Sensibilidade e flexibilidade caracterizam um funcionamento adequado e aumentam a capacidade de sobrevivência do organismo (Gleick, 1990). Nesse enquadramento, por exemplo, o coração é visto como um sistema dinâmico, em que uma fibrilação seria um distúrbio de um sistema complexo e não um defeito puramente concreto, orgânico, a ser corrigido.

Mas como o sistema psíquico participa da complexidade do organismo; como ele interfere nos seus movimentos e ritmos? Na sensibilidade e flexibilidade do organismo como um todo? Alterar a flexibilidade emocional altera a flexibilidade do organismo em geral e/ou vice-versa?

Sentimos mesmo que uma formulação mais adequada dessas questões suscita, evidentemente, problemas de ordem conceitual. Qual a linguagem para descre-

ver a interdependência dos fenômenos? A crise e a angústia diante dessa incapacidade de pensar, além dos paradigmas insuficientes, empurram-nos para superar a estabelecida compartimentalização disciplinar.

E o caminho é dado pela própria teoria que diz: 1) uma nova ordem emerge do caos; 2) as partes componentes de um sistema cooperam para encontrar ordem; e 3) isso ocorre quando se alcança um ponto crítico — como aquele em que vivemos — (Wieland-Burston, 1992).

O sonho da libertação do aprisionamento newtoniano está de pé. Passa pela emergência de novas teorias científicas e leva a um caminhar progressivo na direção de uma visão holística, sistêmica e dinâmica que se aplica a uma extensa gama de fenômenos e de campos científicos.

Portanto, sobram esperanças para essa hybris *pretensiosa de entendermos: afinal, de que somos feitos?*

E haja força e esforço para seguirmos o preceito do cientista famoso: "Para aceitar o futuro, devemos renunciar a grande parte do passado" (Ford, 1990).

Outro e maior consolo: a presença forte e corajosa dos bons amigos... Briganti...

XIV
Start de um Penúltimo Laboratório, ou onde fica San Andrés?

Considerando os múltiplos direcionamentos do meu ser, eu não consigo contentar-me apenas com uma forma de pensamento; como poeta e artista eu sou politeísta, contudo panteísta como pesquisador da Natureza, e tão decididamente uma coisa quanto a outra. Se necessito de um Deus para minha personalidade de homem de bem, isto também já está arranjado. As coisas celestiais e terrenas são um reino tão amplo que os órgãos de todos os entes em conjunto mal podem compreendê-lo.

Goethe

Vamos realizar nosso laboratório — uma ilhota transgressora do processo no ato de desvendar o inconsciente. Não sou ortodoxo há muitos e muitos anos. Formatei-me nos espaços juvenis do movimento da contracultura. Os laboratórios remetem ao espaço de uma crença: o homem poder vir a ser social, orgânico, político, religioso, mítico, místico etc. e inconsciente. Recordo-me de Charles Baudouin que cita essas palavras de Freud: "[...] *le destin d'une oeuvre n'est pas tout en elle-même, il est entre les mains de ceux qui vont la porter et la promouvoir. Où la mèneront-ils?*".

Uma outra ilhota nos aguarda no Caribe. Betarello, meu velho amigo de longas jornadas, e eu, junto a "*meu* Grupo de Terapia", que se reúne todas as segundas-feiras à noite, acrescidos de mais um paciente individual *de* Sergio e mais outros dois pacientes individuais *meus*. Todos entre a angústia da libertação e o medo de alguma represália fantasmática ou concreta — desde os acertos com os parceiros amorosos até as atividades de trabalho, corajosamente permite-se viajar pelos mares. As opções variam desde a mística Jamaica musical até o desconhecido. Óbvio, paira sobre essas escolhas o fator dinheiro. O grupo em uníssono elege San Andrés: "Parece que se situa entre a Nicarágua e o Caribe". Não importavam os referenciais de latitude ou longitude. Partimos pela Avianca em direção ao salto no escuro ou aos verdes mares de uma esperança?

Baldeação em Bogotá. Chegada à ilha que das nuvens do Boeing vestia-se de mares arco-íris, pequena e colorida. Cercada por atóis de corais, que redesenhavam nossa chegada. As cores dos mares na aquarela natural de um *designer* da natureza inimitável. À chegada, os nativos simpáticos da ilha nos colocam os colares de flores, recebemos, gratos, a saudação de uma população que viríamos a conhecer, respeitar e amar.

Cacique Toné Hotel, primeira noite já dentro das águas cálidas surge a primeira fantasia grupal: tem tubarão nas águas! A corda que separava os jet skis dos banhistas, confundida com rede de proteção anti-*shark*. Perguntava-me: como é difícil serem apenas águas tépidas! *Mea culpa! mea culpa! mea maxima culpa!*... O grupo vence de dentro das águas o prazer de receber as primeiras bênçãos caribenhas. Rimos à solta, o choque térmico entre os ventos e o calor das águas nos reaquece de vida. Começamos nosso batismo de vida e calor no doce Caribe espanhol.

Tal qual imigrantes de um novo território, teremos de nos ajustar dia a dia a uma nova guerra de guerrilha. Sem direção...

Primeiras três horas de reunião ou aquecimento

Regina Favre, minha amiga e ex-sócia do velho e saudoso Ágora dizia: "Briganti, você que já leu *O último laboratório*[1] do Emilio Rodrigué, acho interessante você relê-lo. Foi o que fiz. Passei a leitura a meu amigo Betarello. Aquecíamo-nos nas águas *del brujo*. Tenho longa experiência em maratonas, mas levar um grupo para passarmos uma semana, num país distante, era a primeira vez. A ansiedade saltava numa apreensão em meu peito e ardor em meu estômago. Sentia-me ansioso por começar e ansioso por ter de começar...

Primeiro passo: sentir os pés no chão. Respirar nos pés os ares. As passadas conduziam o grupo numa marcha inicial de aterramento. Estávamos todos ansiosos em relação ao por vir. Andávamos tentando sentir os pés que ainda se encontravam em algum lugar do Brasil, talvez em nosso trabalho, talvez em nossas casas... talvez... talvez, com o tempo a nosso favor deveríamos vir a desvendar. O segundo passo, o da construção da torre de Babel. Imitávamos o mestre-*brujo*, o grupo respondeu. Todos articulando uma língua completamente incompreensível ao outro, gesticulavam, articulavam-se, não se entendiam, riam-se do desespero da comunicação humana. Sob os ruídos babelescos, construíram o que lhes restou. As tentativas foram várias e a vitória da pequena ONU articulava-se, em forma de pirâmide, a caminho das estrelas; o grupo operativo considerava que apesar das dificuldades e das palavras vazias, construir é possível. Perguntava-me se tinha início sob a plasticidade da construção mítica da busca do messias de Bion[2] ou mascarava-se uma outra articulação plástico-muscular de corpos distante dos afetos?

A emergência primeira havia sido trazida das praias. A fobia que se misturava entre os prazeres das águas e o objeto fobígeno nas mandíbulas do tubarão. A oralidade revestida em castração e morte, o peixe sorrateiro que singra os mares e nos coloridos quentes dilacera a vida. Mas havia uma esperança: haviam colocado malhas protetoras que impediam a entrada, porém estavam sempre a circular e à espreita.

Começamos, sob esse disparo, o trabalho clássico. Fomos ao encontro do relato da cena temida de cada um. Pavlovsky à lembrança.[3] Colocados um em frente do outro, um apenas perguntando durante dez longos minutos: "Do que você tem medo?". As respostas iniciais rápidas, misturadas a risadas resistentes ou chistes, desdobravam-se em articuladas respostas do inconsciente: o choro, o medo do medo, o corpo sem controle, a primeira imersão do aterramento. Os pés começavam lentamente a construir-se em contato. Construíamos a Babel dos fóbicos. O disparo tinha sido dado. O grupo necessitava da introspecção desse contato. Cada qual se dirige a seu quarto e escreve algumas linhas de suas sensações vividas. O diário de bordo de cada um tem início. Começamos pela pesca dos tubarões de cada um. Dos inconscientes das profundezas pescaríamos a partir da mandíbula, será?

Primeiro jantar. Comemos os peixes ávidos de fome, cansaço e tubaronato. Fomos dormir. Que San Andrés nos guie, amém! *Hasta amanhã a las dies*. Portunhol eleito como língua babilônica ou de esperanto.

É um belo rapaz. Atlético, doce, afetivo, honesto, cordato, uma pessoa integradora, colaboradora de todo o grupo. Porém seus constantes olhos esbugalhados revelavam algo a vir a ser descoberto. Estava *imprinting* em seu corpo a expressão a ser desvendada. Havia um mistério que cheirava a distância, uma perversão. Transparecia um contorno de medo e angústia na moldura de uma surpresa. Quase inocência. Os lábios grotescos, infantis, encobertavam o carnudo, sob a pecha de uma infância. Suas perguntas quase sempre infantis não traduziam o aspecto inteligente daquele homem. Não combinava a fragilidade do questionamento infantil com a inteligência que se escondia na luz dos seus olhares. Havia uma luz. Dizia constantemente, repetia-se para si mesmo que aquele seria seu laboratório. Os outros dois vividos haviam sido ótimos, porém algo estava preparando-se na cozinha do seu inconsciente. Sentia premonitoriamente a explosão que estava por acontecer. Aguardava o desenlace de um vulcão ou de um choro. Tínhamos de esperar. Não adianta acelerar um processo que não é seu, tínhamos o fio de uma Ariadne que continha seus próprios passos. O seu tempo, tempo clínico de cada um. O relógio interno da máquina desejante marca o compasso da revelação. A gestação e a espera. O parteiro à espreita. O grupo, o nicho ou ninho acolhedor. Os mares embalavam na natureza a doce esperança de um tirar véus.

....

O grupo das segundas-feiras caracterizava-se por uma profunda aliança. As sessões terminavam às nove e arrastavam-se nos choppinhos até altas horas. Durante as manhãs uma parte reunia-se no Ibirapuera para a marcha desintoxicante. Os encontros em festinhas e reuniões com os cônjuges também aconteciam. As interpretações haviam sido efetuadas. O complexo endogâmico corria às soltas. As alianças e querelas corriam às soltas. A polêmica infantil das escolhas, dos disque-disques, aconteciam à velocidade supersônica.

Manifestações de ternura e ódio apresentavam-se separadas por uma barreira microscópica. A sexualidade infantil corria às soltas, manifestada numa atividade pré-púbere exuberante e invejável: dança, dança, esporte, emagrecimentos... Havia uma preparação para a entrada na idade chamada madura. O processo evolutivo psicossexual caminhava lentamente, resolvendo-se dinamicamente. As denúncias grupais aconteciam na clássica situação dos grupos adolescentes que tudo querem e mantêm uma constante vigilância, imitativa dos pais. Quase sempre mais cruel, rígida e inflexível. A pior das autoridades é aquela que é imitação de um chefe. A autoridade é exercida de forma dividida, numa imitação psicótica do superego eleito. Sabemos que o introjetado é sempre mais cruel que a realidade. O outro quando fere "a nós" é sempre muito cruel, pois feriu "a nós" e somente "nós" sabemos da importância que damos a nós mesmos...

Bibliografia

1. RODRIGUÉ, EMILIO. *O último laboratório*. Rio de Janeiro, Imago, 1985
2. BION, WILFRED. *Experiências com grupo*. 1980
3. PAVLOVSKY, EDUARDO. *Cenas temidas*. 1972

Comentário de Léia Cardenuto, psicóloga, diretora do Instituto de Bioenergética de São Paulo.

E, afinal, onde fica San Andrés?
Será que lá é só um lugar do Caribe onde se pode esquecer as agruras do dia-a-dia do cidadão urbano?
Será que é lá onde a geografia generosa nos absolve de ter de pensar no dia de amanhã e nos libera para o laboratório da vida?
É lá, e lá mais que isso tudo. É um lugar no real e no imaginário, onde se dá a realização do desejo.
Desejo de tudo. Desejo-tubarão que nos ameaça, de nos consumir vai nos consumir vivos a qualquer momento.
E o que nos separa do desejo-tubarão é apenas uma malha (fina de aço resistente). Mas o que é essa malha?
Ah! Essa malha é o grupo. Este, aquele ali, aquele outro lá. Todos os nossos grupos de pertinência.
E em San Andrés, afinal, que malha é essa? Esse é o grupo que o capitão-terapeuta Briganti entretece ao conduzir.

XV
Reflexões Psicossomáticas Corporais

É difícil revelar o corpo teórico-prático da psicoterapia num trabalho corporal em um único artigo. Peço aos leitores que entendam que essa breve exposição tentará não ser reducionista, porém, na tentativa de tornar-me o mais informativo possível, corro esse risco.

Para compreendermos o enunciado teórico e a técnica do processo psicoterápico em trabalho corporal, é necessário que recorramos aos primórdios do seu nascimento, uma vez que o Processo Analítico do Caráter criado pelo dr. Wilhelm Reich, que originaria todo o movimento psicoterápico em trabalho corporal, surgiu das entranhas do movimento psicanalítico. Este se deu por meio dos debates, discussões clínicas e científicas no Círculo de Viena, circundadas por todas as dinâmicas naturais daquele grupo originário, acompanhadas dos interesses econômicos; das posturas diante do poder; das diferentes aquisições de reconhecimento internacional que o movimento da época realizava, com diferentes profissionais a ela concorrendo. Por detrás dessa particular coloração revolucionária emergia um novo significado da palavra Corpo.

Foi nessa grande conjuntura política que se colocou em xeque não apenas o futuro da psicanálise como ciência instituída, mas as questões das novas compreensões dinâmicas da alma humana, interligadas ao exercício do poder da práxis terapêutica (leiga ou médica?), sabendo-se que esta até então encontrava-se estabelecida e reconhecida como modelo terapêutico médico, no mundo ocidental.

O Processo Psicoterápico em Trabalho Corporal emerge como resultante de uma série de conflitos epistemológicos de um movimento, numa época em que a humanidade despertava para um século que se iniciava sob o grito da exigência do reconhecimento da sexualidade corporal, da libido inscrita no orgânico. Era o início desse século nomeado pela dra. Roudinesco como o "Século da Psicanálise", pelo reconhecimento das angústias de etiologia psicossexual das histéricas.

As teorias e técnicas sobre trabalho corporal foram apresentadas e realizadas pelo seu criador dr. Reich, até então psicanalista instituído. Suas idéias foram apresentadas não somente nas clássicas quartas-feiras, como também em congressos daquela Sociedade. O recordar por instantes é fundamental, pois é pela reconstrução de fragmentos históricos que compreenderemos alguns dos diferentes motivos que levariam o trabalho corporal a não ser instituído por aquela Sociedade.

O dr. Wilhelm Reich foi recebido de forma preconceituosa por quase todos os participantes daquela Sociedade, com exceção de alguns como Anna Freud. O preconceito sobre a "Análise do Caráter" dava-se por causa de várias questões fundamentais sobre o movimento de pensar sobre sexualidade humana e as conseqüências vitais desta, tais como: as questões da libido, sua inserção na ética da formatação da família, as reflexões sobre a discordância do instinto de morte, a compreensão das funções do orgasmo, a estruturação da construção de um caráter e sua relação com o projeto de prazer e o inevitável confronto com o poder estruturado sócio, político-cultural na ideologia da loucura ou infelicidade humana.

A maioria dessas questões não era a melhor frente a ser levantada, levando-se em conta os caminhos políticos a serem expressos justamente naquele momento histórico, em que se pretendia tornar a psicanálise mundialmente instituída, famosa, poderosa e reconhecida. "De vez em quando, alguns discípulos incômodos criavam problemas no círculo de Freud. Wilhelm Reich foi um dos mais talentosos discípulos de Freud; era, no entanto, por demais indisciplinado...". (Paul Roazen, *Freud e seus discípulos*, pp. 555-6)

Os comprometidos com aquelas propostas da Sociedade seriam aceitos e mantidos, ou seja, teriam pertinência institucional, seriam sócios. Acompanhados por todas as benfeitorias societárias, ideológicas e de poder que isso acarreta, e aos indisciplinados ou originais, autênticos ou talentosos: expulsos do quadro associativo. O modelo dessa Sociedade em nada a diferenciava de qualquer outra instituição que visava a sobreviver, e para tal necessitava exercer o poder. Uma das formas desse exercício é a da exclusão daqueles que se opõem às normas ou regras preestabelecidas. Defende-se uma ideologia expulsando-se os seus opositores, normalmente estigmatizando-os com as armas da instituição. Recordemos de alguns excluídos: Jung, Reich, Adler, Lacan...

A marca fundamental de nossa prática clínica é a de creditar ao corpo as expressões que a energia sexual exerce e possibilita. Uma das funções desta é a da arquitetura da forma, em que nas contrações ou expansões musculares revela-se sob essa plasticidade a história psicossexual evolutiva do indivíduo. O dr. Reich foi um homem de incrível coragem, um pesquisador que não se submeteu à ética da moral sexual vigente. Enfrentou, com seu trabalho clínico-científico, o comportamento moralista da época até as últimas conseqüências. Lutou pelo direito à pesquisa da libido. Questionou a sexualidade nos padrões normais do casamento monogâmico. Desvendou a neurose muscular do caráter. Denunciou a sociedade fascista de direita e de esquerda como manipuladoras da sexualidade para a obtenção de poder. Com essa têmpera de cientista e nunca de um político, atrai contra sua pessoa todos os que tinham interesse na manutenção do *status quo* ou ética do momento. Sofreu todas as punições imagináveis das sociedades nazis de orientação de direita e de esquerda. Perseguido por Hitler, Mussolini, Franco, Stálin, FBI. Denunciou que manter uma sociedade de impotentes orgásticos é infinitamente mais tranqüilo ao poder do que torná-los potentes orgásticos.

Pensar numa clínica psicoterápica em trabalho corporal é manter em perspectiva as posições ideológicas de seu criador. É reproduzir na prática clínica as posições libertárias da couraça muscular do caráter, é o ato de se possibilitar a reconhecer-se em sua identidade como indivíduo. É distanciar-se da postura reacionária, exemplificada pelos mantenedores dos sócios que se beneficiam das vantagens deste. É articular-se diante do reconhecimento da subjetivação a que se é imposto, pelas forças que têm o poder e punem.

Wilhelm Reich jamais desejou ter sócios. Jamais criou uma instituição autogeradora de trabalho, nunca criou uma instituição semelhante às hierarquias eclesiásticas ou militares. A sociedade de psicanálise desde seu início foi assim constituída. Criando até o absurdo da prática (ou dogma?) da "psicanálise-didática". Qual didática? Como seria interpretar um sonho didaticamente? Quais seriam os desejos didaticamente interpretados? Questões jamais respondidas, totalmente aceitas pelos seguidores do noviciado.

O mundo já não podia negar os fatos da vida psíquica inconsciente. Por isso recomeçou com seu velho jogo habitual de rebaixar o que de outro modo não pode destruir. Proporcionou-lhe muitos alunos, que vinham sentar-se a uma mesa posta expressamente para eles e que não tinham de trabalhar muito por aquilo que alcançavam. Tinham apenas um interesse: *fazer psicanálise socialmente aceita o mais depressa possível. Eles levaram as tradições conservadoras desta sociedade para a sua organização, e sem uma organização a obra de Freud não podia existir. Um após outro sacrificaram a teoria da libido ou enfraqueceram-na. Freud sabia como era difícil continuar a defender a teoria da libido. Mas o interesse de autopreservação e da salvaguarda do movimento psicanalítico impediram-no de dizer aquilo por que ele certamente teria lutado num mundo mais honesto. Com a sua ciência ele transcendeu largamente o estreito horizonte intelectual dos seus contemporâneos. A sua escola fê-lo retroceder até este ponto. Em 1929 ele soube que no meu juvenil entusiasmo científico, eu tinha razão. Mas admiti-lo significaria sacrificar metade da organização.*
(Reich, A função do orgasmo, pp. 186-7).

....

Outra marca ideológica de nosso trabalho clínico é a do resgate da libido em seu lugar de origem: o corpo. Resgatando o corpo, possibilita-se ao homem romper com os grilhões da loucura, arrebentar os muros de asilos, resgatar os rostos de cada um em suas expressões, privilegiar os loucos em nome dos não-loucos. Quando se retoma a origem e inscrição da libido no corpo, de uma vez para sempre é interrompida a dissociação da psique e alma. Está inscrito na forma. Está expresso no caráter. A Análise do Caráter traz aos olhos o diagnóstico.

O corpo em sua concretitude-metafórica possibilita ser lido. Wilhelm Reich é, sem dúvida, um dos criadores da psicossomática, no sentido mais amplo dessa qualificação. O homem inserido em seu contexto psíquico-somático-religioso-social-político etc. Traz a leitura da neurose jamais desvinculada da matriz simbólica corporal. O alicerce desta, o Sistema Nervoso Autônomo, ou o condutor da Angústia, do estreitamento sufocante no peito, da taquicardia, da palidez, do rubor, do tremor, das úlceras etc. tem uma matriz passível e possível de ser lida. Está inscrita em cada célula. Cada protoplasma particular marca desde o início as diferentes sensações de prazer-desprazer. Nada se perde, e encontra-se disponível ao olhar sob a perspectiva clínica.

Essa perspectiva visual expressa-se em diferentes cortes bioenergéticos ou libidinais, que se revelam na expansão do gesto, do riso, do medo, do andar, da fala, da postura do peito, da angulação da cabeça com o tronco, com as costas arqueadas, a inexpressividade das mãos, da criação infinda que a emoção apresenta sob a forma. A estética traduzida em ética. Cada célula guarda a memória de um afeto. Congela-o e transmite sua expressão no fluxo libidinal que circula por toda a substância viva-protoplasma. Essa substância viva expande-se, contrai-se, pulsa de acordo com a qualidade do afeto. O curso libidinal de afeto regido pela substância viva, pré-conduzida, pelo Sistema Nervoso.

A alma não reduzida ao cérebro. A residência da psique ocupando o lugar da virtualidade, na possibilidade de estar, gerar, ser, em todos os espaços. O corpo guarda em sua proposta a dimensão quântica do aqui e agora. Não é reducionista na crença de que o único motivo de expressão é a palavra, em busca do simbólico. O fantasmático esconde-se sob o fluxo libidinal de afeto. É necessário primeiro que surja para, posteriormente, desvincular-se da concretitude em direção ao simbólico.

> CÉSAR: *Quero a meu lado gente corpulenta, de testa calva e de dormir tranqüilo. Caso tenha o olhar vazio, excessivamente capcioso, desconfio.*
> ANTÔNIO: *Oh, não o temas! É inofensivo, de nobre estirpe e de brilhantes dotes.*
> CÉSAR: *Ah! Se fosse mais obeso...!*
>
> Shakespeare, Júlio César

No Congresso de Lucerna, Reich apresenta a idéia de que a forma, a expressão corporal, jamais é desvinculada da expressão da psique. E segue célere na análise das defesas do Caráter, mostrando o quanto a pessoa neurótica apresentava-se comprometida quanto a um organismo total.

Na clínica falamos sobre couraça muscular, que corresponde à blindagem do caráter. Essa idéia clínica de que o relaxamento da musculatura é um agente facilitador da emoção congelada não é criação de Reich. A própria psicanálise, ao colocar seu paciente em decúbito dorsal, em posição de relaxamento deitado, busca na alternância da forma, no relaxamento da couraça muscular, o facilitar das livres-associações. O grande engano está em não trazer a questão de que se utiliza do corpo para tal.

Quando o foco é diretamente dirigido para o corpo, a quantidade de energia vegetativa liberada é contínua e persiste enquanto a neurose de caráter não for gradualmente abdicando das funções defensivas de que se utilizava. As emoções que todos os seres humanos apresentam devem ter o fluxo ancorado na liberação da energia vegetativa: o medo, a raiva, a angústia, a tristeza, envolvendo o organismo como um todo. Trabalho corporal é psicossomático. O organismo nunca dissociado, como um todo. Podemos visualizar na clínica as diferentes tensões neuro-vegetativas, quer seja pela respiração, taquicardia, ou qualquer outra expressão que estará sempre diretamente ligada à emoção. Porém, explicitaremos os bloqueios — por uma explicitação didática —, por intermédio de diferentes segmentos do corpo.

Para exemplificar por meio da leitura corporal vamos utilizar o parágrafo do psicoterapeuta David Boadella, que descreve na p. 115 de seu livro *Nos caminhos de Reich*, as questões pertinentes ao hemisfério superior da cabeça:

> No hemisfério superior da cabeça, Reich descobriu que muitos neuróticos tinham particularmente tenso o couro cabeludo e a testa, o que era freqüentemente associado à tendência a dores de cabeça. Distinguiu entre dores de cabeça causadas por tensões frontais, como a elevação crônica das sobrancelhas e a contração dos músculos da testa, e dores de cabeça occipitais devidas a tensões dos músculos do pescoço. Quando essas tensões frontais correspondiam à expressão corporal de ansiedade antecipatória. No medo súbito a pessoa instintivamente abre bem os olhos e tensiona os músculos do couro cabeludo. Essa expressão corporal foi ilustrada vivamente nos desenhos que acompanham o brilhante livro de Darwin *The Expression of the Emotions in Man and Animal*. Um paciente pode olhar para o terapeuta com estudada seriedade ou com um astuto olhar ansioso: pode ter um olhar superior ou carrancudo com as sobrancelhas franzidas; pode ter o típico olhar "distante" da pessoa esquizóide. Essas diferentes expressões refletem o modo como o indivíduo se relaciona com o mundo. Contém, de forma instantânea, sua própria história e de como as relações parentais e prole foram experienciadas. As partes tensas do corpo contêm a história de sua origem.

Cada área do corpo transcende o segmento. Este serve apenas para elucidação didática. Em nosso trabalho psicoterápico corporal, a liberação da libido ou bioenergia reprimida traz à tona a emoção represada, e sempre portando consigo uma experiência traumática infantil. Na prática clínica funcionamos como desvendadores de inscrições arcaicas, à semelhança de arqueólogos que buscam remontar peças antigas. Porém, em comparação a eles, como já dizia Freud, nosso trabalho é mais simples, visto que todos os pedaços ali se encontram.

Na arqueologia, nem sempre a remontagem de uma peça exige a maior abstração acompanhada de arte e engenho; o trabalho corporal exige apena a obstinação de perseguir o fluxo neurovegetativo que carrega consigo a sina da repetição. As inscrições estão ali. Marcadas no corpo, em cada célula. Cada marca delimitando a forma, cada gesto marcado pela história mnêmica individual.

O Caráter clínico se expressa em cada área de toda a estrutura corporal. Toda a libido ali está. Por exemplo, quando sentimos medo todo o organismo o sente e reage em sua substância viva protoplasmática. Olhos de medo, boca travada e seca, respiração coarctada, diafragma imobilizado, frio, barriga gelada, pernas trêmulas, intestino solto etc. Todo complexo nervoso, que é o leito do rio libidinal, expressa-se.

Qualquer forma, como qualquer sintoma, denuncia a pré-história libidinal traumática infantil.

A psicoterapia corporal traz o resgate do homem universal, ou seja, de que todos somos iguais perante o corpo. Esta é nossa Lei. Todos de alguma forma tivemos traumas libidinais. Todos temos neuroses musculares de caráter. Somos todos psicossomáticos. O resgate corporal rompe com os grilhões dos manicômios, sanatórios, traz para a comunidade o corpo há milênios esquecido. Pois sempre soubemos que este mundo correcional funcionou como um mecanismo de repressão social; como nos ensina Foucault: "É evidente que o internamento, em suas formas primitivas, funcionou como um mecanismo social, e que esse mecanismo atuou sobre uma área bem ampla, dado que se estendeu dos regulamentos mercantis elementares ao grande sonho Borges de uma cidade onde imperaria a síntese autoritária da natureza e da virtude".

Somos psicoterapeutas que se utilizam do corpo para exercer sua prática clínica. Tocamos com nossas mãos as áreas tensionadas, não reproduzimos uma massagem fisiológica, exercemos no ato do tocar a tentativa da expressão da função emocional das tensões. O toque é instrumento necessário para auxiliar o descongestionamento libidinal. O toque das mãos sempre se dará pela relação transferencial. Aliás, como

qualquer toque, seja auditivo ou tátil. Somente as mentes moralistas estruturam diferenças entre o toque dos tímpanos, exercidos pelas palavras, e os toques da pele com os dedos. O pecado encontra-se mais para o lado de lá da hipocrisia. Desnecessário perdermos tempo em revelar o que se esconde por baixo de um moralista.
A transferência sempre é corporal. Recordemos o poeta, Carlos Drummond de Andrade em "Corpo":

Procuro no dicionário
Falta rima para Corpo
Não é nada extraordinário
Sua rima é outro Corpo.

E no corpo do psicoterapeuta ressoarão os caminhos a serem seguidos. As dissonâncias, os ruídos, as resistências amorosas ou odiosas, sempre estarão ordenadas pela condição humana de que o corpo sempre transfere...

Nós, que nos utilizamos do trabalho psicoterápico corporal, sabemos que apenas o discurso verbal não possibilita o contato entre o espaço físico-psíquico. "Contato físico, contato psíquico" capítulo fundamental da *Análise do caráter* de Wilhelm Reich.

....

A partir do momento em que é revelado que no corpo se inscreve o precipitado do Ego, que no corpo está inscrita a história energético-sexual, que no corpo se demarca a historia social, política, religiosa, ecológica, cultural de cada um de nós. Nesse instante, a grande revolução se estabelece. Todos somos iguais perante o corpo. É a doutrina democrática. Recordemos como Freud reportava-se à clínica psicanalitica: "É para pessoas neuróticas, até a idade de quarenta anos, ricas, inteligentes e cultas". O reverso do pensamento reichiano e a Reich como um democrata que restabelece a igualdade humana pelo entendimento da ordem econômico-sexual.

Nossa paixão por Reich é antes de tudo um reconhecimento. Foi o primeiro a inserir o pensamento, desde a criação da psicanálise, das questões sociopolíticas em toda sua amplitude, revelando o homem como uma vítima dos processos político-sociais a que é submetido. Nós, da geração reprimida da América Latina, sentimos em cada célula a marca da dor do cerceamento da livre expressão e da pobreza. Corpos contraídos pelo medo de sermos o próximo a vir a ser assassinado, na alma e no corpo.

A outra questão fundamental da nossa prática clínica está inserida na expressão de onde vem essa infelicidade humana? Freud encontrou a resposta no Instinto de morte, pela idéia de que a infelicidade vem de um projeto filogenético. Reich não se contentou com essa explicação e foi até a população. Reich vai ao encontro de Marx, Engels, Bergson e cria o pensamento da higiene mental, e à medida que se aprofundava nesse assunto, mais apareciam as questões sociopolíticas.
Reich cria o que surgirá em todos os seus textos: as conseqüências sociais da teoria da libido. Para Freud isso fora a pior coisa que ele pudera ter feito. Porém, quais são as conseqüências sociais da teoria da libido? A resposta encontra-se no próprio Reich:

> Se há uma corrente, uma corrente natural, deve-se deixá-la correr. Se se bloqueia nalgum ponto, a água transborda para as margens. Quando se bloqueia a corrente natural da bioenergia, também ela transborda, resultando em irracionalidade, perversões, neuroses etc. Que há de fazer para corrigir isto? Tem de se reconduzir a corrente ao seu leito normal e deixá-la fluir de novo naturalmente. Isto requer uma quantidade de alterações na educação, na formação da criança, no ambiente familiar. São estas as conseqüências sociais. E de certo modo, Freud não conseguia compreender-me neste ponto. O que o incomodava, não era a técnica carácter-analítico, era a revolução sexual. (Reich, *Reich fala de Freud*, pp. 52-3)

Reich foi o primeiro a fazer com que a prática da psicanálise fosse um instrumento a serviço das pessoas carentes, pobres, frustradas e mais exploradas. Assim criou a Sexpol (*Sexual Politik*), movimento criado na Alemanha pré-guerra, que desvendava a sexualidade como um elemento pelo qual se caricaturava toda a repressão política.

Reich revolucionário como revela Robert Castel em seu livro *O psicanalismo*:

> Reich... idéia impressionantemente moderna de liberar o potencial político de setores explicitamente entregues ao apoliticismo, tais como a sexualidade e a família. Por trás de tal iniciativa, há uma profunda redefinição do próprio conceito de político pela total subversão da concepção tradicional de separação do político e do não político... Reich produz este importante deslocamento das lutas políticas do afrontamento direto com o poder de Estado para o

afrontamento com os corredores institucionais de transmissão do poder, aparentemente apolítica (família, sistema educacional, aparelho médico ou judiciário etc.).

A postura de nossa clínica corporal, em que se reconhece o sócio-político-econômico-religioso etc. como fundamentais para a compreensão da loucura, é a de que um dos pilares da psicanálise, que é o conceito de sublimação, está em desacordo com os princípios éticos reichianos.

A psicanálise desenvolve o conceito de sublimação, que não tenta apenas relacionar o corpo com o espírito, porém o indivíduo com a sociedade. As posturas de Freud são contraditórias sobre a questão da sublimação, que revela em seus escritos até duas formas de sublimação. Uma delas em que se buscará por meio da sublimação os estágios superiores da humanidade, como a arte e a ciência.

Aliás, como ele próprio diz ter conseguido desde os quarenta anos de idade. Quando sublima a sexualidade genital para a criação de uma outra, a ciência psicanalítica. Este discurso mais lembra os chamados de Santa Teresa D'Ávila ou São João da Cruz que buscam o divino pela total sublimação sexual, conseguindo por intermédio desta aproximação com as instâncias superiores.

....

Freud sempre deixou claro em seus escritos seu elitismo e o desprezo que sentia pelas massas: "as massas por outro lado são preguiçosas e ignorantes e não apreciam de modo algum a renúncia dos instintos, e devem ser coagidas à sublimação necessária do trabalho manual".[6] (Freud, Psicologia de Grupo e Analise do Ego).

Ao levarmos em conta essa citação ingênua — preconceituosa — sociológica, vamos nos utilizar de outros ensinamentos do mestre Freud para interpretar o desejo latente que se inscreve sob esse pensamento. É óbvio que se esconde, à primeira vista, uma nítida distinção entre a mais-valia do trabalho dele, que é intelectual, dos outros — a massa — que é manual.

Na história mal contada da capacidade sublimatória está o germe da revolução sexual, na década de 1930, em que Reich propõe uma modificação básica na habitual negação da vida e do amor, para uma abordagem da função amorosa do gênero humano, racional, positiva, enaltecedora da felicidade.

Nossa clínica é heterodoxa, pois para a estrutura desta posição política armou-se dos conceitos que aceitamos: rejeição à noção do instinto de morte, a não-aceitação da sublimação, a nova interpretação da pulsão, a transgressão do somente livre-associar, o toque no corpo. O homem psicossomático.

Comentário de André Gaiarsa, psicanalista reichiano.

"Como esconder um elefante"

Até para Freud o corpo era a morada do diabo. Nele residiam as paixões, que se opunham à razão luminosa e benigna. Com a revolução freudiana ele se transforma no oposto. Porque ela deixa evidente um fato. Podemos nos enganar sobre nossos desejos mas não quanto à forma que nos sentimos.

O sentir-se bem, mal, pesado, leve etc. passa a desempenhar o papel da referência de verdade porque e em torno dele se reconstrói o estar no mundo do analisando. A eficácia dessa estratégia verificada na prática corrói os pilares que sustentam a hegemonia da razão consciente. Na sua queda, ela leva consigo o fundamento ético da dominação de classe (baseada na classe dominante "esclarecida" conduzindo os que vivem na escuridão).

Esta descoberta radicalmente inovadora é escondida por uma manobra inteligentíssima como quase tudo o que devemos a Freud, ou seja, sua recusa em considerar uma psicologia psicanalítica, mantendo a psicanálise como um tratamento e uma psicopatologia que consegue transformar o virulento inconsciente em um animal de laboratório, ou melhor, de divã.

Assim o elefante desaparece num passe de mágica. O diálogo não se dá entre a psicanálise e a civilização, mas entre o analista e seus louquinhos.

XVI
A Psicossomática de Groddeck

Seguir a trajetória da vida do dr. Georg Groddeck é reconhecer a lição de um ideal que, antes de messiânico ou mágico, é o da luta para reintegrar a medicina ao lugar do *medicus* em sua essência significativa: modesto, o que lembra equilíbrio, moderação e ciência; o de exercer a arte médica sob a sabedoria do compreender o significado da doença como um todo; o de não permitir envolver-se pelo diagnóstico único da doença. O de ter nessa humildade o reconhecimento no homem doente desde um processo complexo, que o instaurou neste sofrimento.

A compreensão desse processo implica a arte da escuta do doente diante da "escolha" de sua manifestação mórbida. Esta se encontra vinculada a todo um projeto particular de sua história, da qual sucumbe vítima de um uso sempre inconsciente. O dr. Georg Groddeck, contemporâneo de Sigmund Freud, não foi um psicanalista, apesar de assim ser reconhecido por Freud em uma de suas cartas a Groddeck. Este sempre se reconheceu como um *medicus*, que teve a possibilidade de reconhecer e descobrir ao mesmo momento Freud e a dinâmica do inconsciente. A única e decisiva diferença entre os dois mestres é que Groddeck sabiamente preferiu caminhar distante das instituições, apesar dos constantes chamados do Prof. Freud para que participasse da Associação Internacional de Psicanálise.

Ele optou por fazer sua caminhada solitária de pensador, que, no exercício de sua prática clínica, além de nos legar enormes ensinamentos da expressão da alma no cotidiano do adoecer, foi um atento e dedicado médico. Desvinculado de uma instituição, das patologias inerentes à instituição, livre no poder de pensar pensamentos, criou-se um livre-pensador. Distante de patrulhas ideológicas. Distante de reuniões organizatórias do Poder Partidário ou Institucional. Tinha o privilégio: não precisava responder aos sócios que o cercavam. Trilhou sua vida como romancista, ensaísta, pesquisador, legando à humanidade um particular modelo de ética em relação à vida e compreensão sobre o devir médico.

Este artigo se articula sob as conferências que o dr. Groddeck realizava, que totalizaram 115, das quais extraí algumas reflexões que minha territorialidade fez surgir aos meus interesses. Nestas agreguei meus desejos ora de concordância, ora de estupefação, ora de inveja de sua sabedoria, ora de angústia, ora de admiração, ora de discordância... Tentei reproduzir uma parcela dessa relação de amor que tenho pelo ser humano Groddeck, que fez acontecer em minha alma a esperança de um caminho e, quem sabe, de uma caminhada...

Essas conferências foram pronunciamentos dirigidos aos pacientes de sua clínica localizada em Baden-Baden, entre os anos 1916-19, e faziam parte estratégica e concomitantemente do tratamento a eles proposto.

Groddeck formulava em suas palestras os princípios psicossomáticos, que poderiam ser resumidos numa única fórmula: *toda manifestação mórbida tem um sentido*. O trilhar a busca desse significado é a tentativa de elucidar a articulação do homem diante de sua própria e particular história.

Já na primeira conferência, que data de 16 de agosto de 1916, introduz o tema fundamental da divisão do homem moderno: corpo e alma. Ensina desde o início o perigo de se considerar "corpo" e "alma" como expressões, visto que são profundamente reconhecidas e difundidas a todos, fazendo parte de questões do cotidiano. Reduz de imediato o local em que coloca a expressão alma em seu campo de trabalho. Escolhe o significado da expressão alma, não sob a abordagem neoplatônica, platônica, aristotélica, escolástica. Determina-a dentro do fulcro da psicologia científica inaugurada por Wundt:

O ser humano tem duas almas, uma alma consciente e uma inconsciente. Uma coincidente desde o ponto da razão ou da vontade. A outra coincidindo com o instinto que é admirável no ser humano.

Do confronto com estas duas almas advêm todas as doenças. A alma inconsciente é a que realiza tudo; não apenas que torna possível nossa existência, que faz bater nosso coração, que digere os alimentos, que governa os olhos e todo o corpo, a alma inconsciente governa toda nossa vida cotidiana, nossa arte, nossa literatura, todos nossos atos de guerra e paz. Tudo é efetuado pelos instintos inconscientes não pela razão. Nós podemos, talvez, compreender qualquer coisa com nossa razão, supor as conexões, mas a realização de qualquer coisa intencional é impossível. A alma consciente vai a luta com a alma inconsciente, a resultante das enormes dificuldades degenera-se em doenças.

Retrata o homem portador de uma estrutura que predetermina seu modo de funcionamento. Suas atuações são sempre predeterminadas pela ação da inconsciência. Porém Groddeck acompanha de perto a força da matriz instintual inconsciente. Sabe que esta configura não somente a ação da expressão verbal. Sabe que ocorre além do que considera-se como patologia psíquica. Transcende o campo da palavra reducionista, expande o conceito da psiquiatria, instaura muitos anos antes de Wilhelm Reich a leitura do inconsciente no organismo. Chama a esta força de "Isso". Configura com esta palavra despersonalizada a tentativa de tornar distante a possibilidade de se ter controle racional *a priori* sobre "Isso". Isto ocorrerá somente quando vier a ser traduzida em símbolo. Símbolo como sinônimo de um devir.

A força que nos governa, o "isso", constrói o corpo, cria os sinais corporais do homem. Cria os pés, as mãos, os olhos, a cor dos olhos, a cabeleira, um coração grande ou pequeno, um estômago sadio ou doente — tudo são criações deste ser curioso: isso, ser humano, Deus, ou qualquer que seja o nome que se venha a nomeá-lo.

Rasga a concretitude da palavra. Cria o campo simbólico. A crença no diagnóstico ou numa expressão desaparece. Desestrutura a prepotência diagnóstica. Rompe com a legislação da Perícia psiquiátrica. Questiona o Juízo médico-psiquiátrico. Possibilita o livre-fluir, distante da ditadura-interpretação. É, o dr. Groddeck jamais poderia ter pertencido a nenhuma "Sociedade Instituída de Sócios que Obedecem às Regras de Deus ou Senhor Representante Qualquer".

Transgride, à semelhança do teatro da crueldade, a cultura ocidental, trazendo à tona da vida o ser humano por inteiro. A modelagem de um corpo integrado, a modelagem de um psiquismo particular, modelado a um comportamento. Cria a leitura do corpo muito antes da *Análise do caráter*, de Reich, reconhece antes deste a libido escorregando pelo organismo como um todo. Lê a libido como arquiteta da forma e de expressão do ser. Sabe que o desejo inescrutável do ser humano esconde-se sob seu todo. A doença como tal é parte dessa força descomunal de sua existência. O "isso" presente a todo instante em todas as atitudes, reflexões.

"O ser humano não tem idade. Um ser humano de cinqüenta anos pode ter cinqüenta, trinta, treze, um ano; a vida do ser humano compõe-se continuamente de instantes em que ele é neste instante um velho, um jovem, uma criança. Por tudo isso é difícil de se efetuar um julgamento moral sobre um ser humano." Antes de Deleuze, combate a moralidade sob o organismo. O juízo de moral sobre os órgãos dos sentidos. Como julgar as sensações, como moralizar, Kafka nos ensina como efetuá-lo...

Ele traz a possibilidade de um entendimento somente na relação do aqui e agora. Não o aqui e agora estúpido e concreto. O aqui e agora de um eterno retorno. Não o eterno retorno platônico. O Eterno Retorno modelado em Nietzsche, em que a única repetição do eterno retorno é o Retorno. Que se caracteriza por ser dinâmico, vivo. Distante do Platônico que é estático, repetitivamente estático e morto.

O "isso" expressa-se sob a rebeldia da razão de um instante. Somos todos polifigurados em numerosas máscaras, que se sobrepõem continuamente. A razão como mito, a consciência como o vislumbre. A nova formulação ética à vista: a impossibilidade do julgamento de uma conduta sem reconhecer a existência do "isso". O dogmatismo por terra. A ideologia posta em questão pela existência do "isso". A ética moral como sinônimo de fofoca, ou seja, o lugar predominante da inconsciência.

Alicerça o conceito de "isso" ainda nessa primeira conferência trazendo à tona a força motriz do ser humano: o egoísmo. Reporta-se à metáfora de Jesus Cristo: "O egoísmo é o alicerce de nossa existência humana" ou: "Ame ao próximo como a ti mesmo". A luta extremada do homem de tentar conseguir sair das garras do narcisismo atávico, do egoísmo que se reconhece sempre no "si mesmo".

Propõe ao final dessa primeira palestra a possibilidade de uma saída: O Retorno à infância em que o riso, o grito, o choro, retomem o lugar de seus "issos". O retorno das expressões congeladas sob os processos de inconsciência. *"Le résultat de la vie humaine est d'être un enfant."* Resgata no futuro a primeira proposta de Reich, o homem a desencoraçarse. Na reconquista do corpo o "isso" pode ser revelado, quer pelo gestual, quer pela doença. Groddeck criava sua Psicossomática.

Bibliografia

BRIGANTI, CARLOS. *Corpo virtual.* São Paulo, Summus, 1983.
DELEUZE, GILLES. *Crítica e clínica.* São Paulo, Editora 34, 1998.
GRODDECK, GEORG. *Les conferences Psichoanalithique.* Editions Champ Libre, 1979.

A psicossomática de Groddeck — II

Durante a exposição da primeira conferência, fica patente o quanto o dr. Groddeck enfatiza o conceito de alma, dentro do espírito científico, descartando esse significado de qualquer possibilidade de ser confundido com algum pensamento místico, religioso ou dogmático de qualquer ortodoxia mágica ou espiritual.

Situa essa palavra desligada do significante escravagista, religa-a ao percurso humano simbólico que caminha em direção do reconhecer o homem como portador de uma estrutura psíquica particular, ou seja, a de que este possui um inconsciente, que nomeia sabiamente como Isso. Com este símbolo-isso tenta, desde essa escolha, situacionar essa estrutura além de um significado concreto. "Isso" é a metáfora da produção, é o que predetermina todas as manifestações humanas.

Falava naquela primeira conferência sobre a existência de duas almas. Sua postura dialética anuncia-se já na primeira frase da segunda conferência: *"Je ne suppose pas qu'il y a réellement deux âmes"*. A linha de compreensão da alma única ou Isso é retomada na descrição deste. Toma o caminho e a primeira via de acesso, a mais importante, é a infância. Ressalta que a memória frágil, esfacelada, distorcida dos três primeiros anos da vida é a mais importante da construção do homem. A própria fragilidade mnêmica revela a importância. No interior de qualquer doença há um mistério constante que demanda coragem para ser abordada.

Em qualquer manifestação mórbida lá se encontra a via essencial de compreensão: a criança até os três primeiros anos de idade. Nesses primeiros anos o ser humano o vive qual um soberano, independente, servido e tratado como um príncipe, que pode pensar como deseja, seu desejo de *el principe* realiza-se... Após o início da educação o ser humano é submetido ao aprendizado que o coloca como se fosse estrangeiro diante das pessoas. Seus pais e seus irmãos surgem como habitantes de um outro país com outras regras e costumes, inicia-se a regulamentação de uma nova ordem, o princípio da realidade. *"On parle toujours de l'amour de la mére et de l'enfant comme d'une loi naturelle. Ce n'est pas vrai."* O abandono das leis moralistas de até então. Busca o amor de mãe do lugar privilegiado de filho; recebe o corpo da mãe entregue em absoluta servidão a seu filho. É o lugar de absoluta calma e disponibilidade de entrega sem nenhum outro modelo comparativo. Recorda a memória que é resgatada pelo "isso". O desejo de repouso, de morte, esse é o estado primário que inspira ao "isso". Groddeck avança em sua ousadia reflexiva sobre o "isso": redesenha a curiosa representação da vida após a morte, a crença na imortalidade ou das peripécias exotéricas da vida pró-morte, aos estados de vivência pré-natal.

Essa vida em que o estado de felicidade tomba ao seio materno, ou matriz primeira de repousar na água. Amor e mar repousaram infinitos na memória de cada ser humano que se banhou primeiramente nas águas cálidas maternais. O pânico ou medo da água ou a entrega absoluta encontram-se diretamente vinculados às memórias desses períodos pré-natais. O tempo na busca do reencontro da matriz materna, seja esta alegorizada nas igrejas, no oceano, na profissão, em que cada mãe divina ou mãe igreja, ou amuleto que vai do exótico elefantinho de costas para a porta de entrada, aos olhos pintados em amuletos, interconfundem-se no imaginário. Somos todos oceanos alegóricos em busca de significados.

Sobre essas considerações abarca-se os conceitos de maternidades precoces ou tardias, em que o "isso" da mãe inter-relaciona-se com o da criança, desde o desejo de estarem juntos ou de ainda não ter chegado o momento de desengravidarem-se. A relação entre mãe e filho é uma luz a ser seguida para a compreensão de diferentes estádios de doenças vindouras. A criança desde o pré-natal participa de todos os movimento de sua vida, desde o nascimento, assiste a todos os movimentos dos órgãos da mãe, aos do quarto dos pais, aos do universo que a circunda. A criança é marcada por todas essas impressões. O caos, a impregnação contínua determina. Não é aleatoriamente que a humanidade cria o mandamento dito divino: honrarás pai e mãe. *"Notre éducation morale est stupide."*

É sempre importante recordarmo-nos de que esses escritos de Groddeck datam de 1916. A história daquele momento também é importante ser relembrada. Tomemos os comentários de Samuel Katz,[1] em *Psicanálise, poder e desejo*, emprestados:

Depois de 1920 funda-se na Alemanha um movimento de política sexual (Sexpol), contando com alguns nomes que marcaram a história da psicanálise: Vera Schmidt, Fromm, Sternberg, Sapir e principalmente Wilhelm Reich. A psicanálise se desejou libertária à medida que se forjou como instrumento anti-repressivo. Mas tinha pensado as condições de desrepressão clínica limitada, mas também como ciência burguesa, interessada em libertar apenas as camadas mais ricas da vida social.

Acompanhando esta frase de aparente, pura e simples transgressão ou rebeldia de Groddeck: "Nossa educação moral é estúpida" iremos até Foucault, quando mostra historicamente o discurso sobre a construção da moral sexual a partir do século XVIII. Vingavam três grandes códigos explícitos para reger as práticas sexuais: o Direito Canônico, a Pastoral Cristã e a Lei Civil, centrados nas relações familiares. Isso legitimava o casal (marido-mulher) como a regra a ser seguida, escopo a ser procurado. O casal legítimo será a norma. Encontrava-se Canonizada a Doença.

Desde o século XVIII a questão do sexo no Ocidente implica: 1) histerização do corpo da mulher; 2) pedagogização do sexo da criança; 3) socialização das condutas procriadoras; 4) psiquiatrização do prazer perverso. O que se gera a partir daí: a mulher histérica, a criança masturbadora, o casal malthusiano e o adulto perverso.

O médico e pensador Groddeck faz parte dos homens que se propõem a ajudar a libertação da humanidade que se encontra presa aos grilhões da moralidade dominante religiosa. Relemos Groddeck[2] no final da segunda conferência:

Nossa educação moral é estúpida. Nós temos estabelecido a proposição: o povo é depravado pois toda a família co-habita num mesmo espaço. Como podemos dizer que o povo é corrompido por isto? Todas as populações primitivas viviam assim. É o que o pastor da cidade declara que a corrupção da população é usual nos campos. A população do campo é nossa melhor população. Nós somos fortemente agravados por pré-julgar.

Novamente Groddeck interpreta a moralidade dominante no início do século. Traz luz à possibilidade de um dia podermos entender o homem como portador de uma história sexual, em que não merece o julgamento que vem sofrendo desde a ética legislada judaico-cristã. O "isso" é não-legislado, é não-espacial, ilógico, infantil, presente, passado e futuro, atemporal em seu registro, virtual em sua manifestação, em potencial de vir a ser decodificado. Todo homem é predeterminado, pelo "isso".

Bibliografia

1. GRODDECK, GEORG. *Conferences Psichanalithiques*. Editions Champ Libre, 1979.
2. KATZ, SAMUEL. *Psicanálise, poder e desejo*.

Uma conferência de Groddeck: a Terceira...

Retoma Groddeck seu objeto de interesse, a estrutura básica da construção da psique humana: a relação entre mãe e criança. Ressalta sempre a vida pré-natal como artífice primeiro da construção da alma humana. Constrói o modelo do entendimento das doenças: no caminho do adoecer a repressão dos símbolos tem um papel de importância fundamental. A repressão simbólica produz a crença no fantasma ou fantasia. Viver o não decodificado é viver o imaginário. É sucumbir ante o "isso".

Nessa conferência começa a decodificar as analogias das quais o homem é portador. Seu imaginário espalhado por todas as possibilidades visíveis. Seja o mar, sejam as igrejas, nelas sempre estará encoberta no "isso" as relações primárias de mãe e filho. Descreve a arquitetura da igreja. Esta carrega em seu simbolismo o masculino e o feminino juntos. A nave principal em forma uterina abarcando o filho, enquanto as torres representam o *falus* de comunicação com o divino.

Todos podem penetrar na mãe Igreja, que abarca a mãe virgem do divino. Todas as formas arquitetônicas são espelhadas na construção do corpo da mulher; a morfologia da mulher a serviço do simbólico "isso". As construções dos abrigos ou casa vêm à memória da primeira casa, protegida das intempéries, dos perigos da vida. Tanto na vida sadia ou doente do homem, o processo onírico é o mesmo.

Groddeck vai em direção à via dos sonhos. O ritmo internalizado dentro da alma, desde o balançar quando feto nas águas amnióticas até o embalo nos ombros maternos, ritmo e agradável. Ou ritmo e vertigem. Depende das inscrições que acompanham a pré-história do pré-natal ou recém-nascido. Porém todos padeceremos sempre do mal das águas. Sempre devemos nos recordar de que não existe um só homem ou uma só mulher. Somos uma mistura contínua de homem e mulher, que se agita continuamente nas qualidades do masculino e do feminino. Agitamo-nos na matriz dessa mistura. O sonho como revelador das camadas reprimidas de desejos desejados. O eterno tentar voltar. A eterna volta ao retorno. O procurar a realização do antigo sonho, o maior dos desejos: não tê-los. Desde esse aspecto, continua Groddeck, suas reflexões sobre a presença contínua do "isso". Vive a analogia sincrônica com Freud que, neste mesmo momento, escreve *Psicopatologia da vida cotidiana*. Ambos distantes fisicamente descrevem a presença contínua do "Das" "Es" ou "isso". Continua nas livres associações que todos sempre a tivemos. Em todos os contos de castelos ou casa, sempre existe uma sala que todos procuram: a sala do tesouro. Essa câmara do tesouro é uma noção tão velha quanto o mundo, não é outra senão a matriz em que se esconde o ato de enfermar.

 É o princípio do enfermar, pois Groddeck esconde sob essa metáfora que o estar em regressão contínua é adoecer. Temos de nos livrar do desejo da regressão pela interpretação do símbolo. Senão cairemos vítimas de um desejo de saudade inconsciente do já vivido.

 O objeto de estudo é simbólico e isso o carateriza como científico. Não é nocional, é abstrato, passível de ser aplicado e inteligível. A ciência não terá jamais um fim, desdobra-se em si mesma na busca infinda de uma verdade que será sempre inatingível... Não há dogma absoluto, não há paz explicativa, não há religar ou religião que acalente o absurdo da vida diante do mistério da própria existência. A ciência que tudo explica não é ciência, é emplastro contra a dor da frustração. Por isso, as religiões e os falsos profetas, ou seja, aqueles que profeciam existirão sempre.

 Os pró-fetas são os eleitos da comunidade que crêem ter um canal direto de ligação com a palavra ou o símbolo divino. Crêem sem o ato da dúvida. Caem vítimas do concretismo. Tornam-se fanáticos, pois perderam a possibilidade da interpretação, são prisioneiros da fé do particular concreto. Não suportam frustrarem-se diante do enigma. São devorados pela própria conduta, desviaram-se diante da impossibilidade de decifrar. Optaram pelo lado de fora, não o marginal, o fora tumular. Sejam esses lados de fora os céus ou infernos. Esses se escondem em recônditos mais próximos. Habitam o interior de nossas almas.

Psicossomática de Groddeck: a doença

1. Projeto Groddeck

Para compreender o pensamento de Groddeck, necessita-se de uma reflexão que se inicia pelo caminho da sua biografia científica, ou seja, devemos examinar seu projeto particular no exercíco de sua terapêutica. Groddeck viveu no início de nosso século, um momento em que a Europa vivia uma questão muito particular, em que referenciamos como o momento histórico o surgimento de Freud como marco para compreendermos o processo revolucionário vivido. Era o instante pós-cartesiano em que se estabelecia a dualidade mente-corpo, sendo revista em todos os *fronts* da cultura ocidental.

Para falarmos de uma psicanálise groddeckiana é necessário entendermos os mestres que formaram seu ideal médico-terapêutico. O mestre que fundamentou o pensamento de Groddeck foi o dr. Schwenninger, que nos legou poucos escritos. Entre esses tomaremos como vértice sua obra fundamental *Der Arzt*.

A idéia central da filosofia do dr. Schwenninger é a de que o médico não é somente um científico, sendo muito mais um artista. Com diferentes perspectivas multidisciplinares — históricas, sociológicas, filosóficas, políticas etc. A prática médica assemelha-se à expressão de uma arte.[1]

Schwenninger apregoava que o médico era resultado de um saber inato, assim como o artista, que tinha uma forma não-visível desse saber. Levantava a bandeira que as características pessoais, a biografia sócio-político-ecônomica etc. do indivíduo faria com que tivesse a possibilidade de compreensão do doente. Médico seria aquele que tivesse possibilidade de ser continente, de ser o depositário das histórias de seu paciente, ou nas palavras de Schwenninger, que apresentasse disponibilidade de "viajar" na intimidade do outro.

Anos mais tarde, Freud desenvolveria, como possibilidade única do desenvolvimento da arte de psicanalisar, a questão particular do terapeuta na sua capacidade de desenvolver diante do paciente a "atenção flutuante". Esta confundia-se com a arte médica proposta por Schwenninger, a arte de "viajar". Daí resultava a abordagem do entendimento do doente como um todo. Para Groddeck essa proposta permanecerá indelével por sua trajetória toda, a compreensão da doença como uma metáfora, como uma abstração necessária para uma reflexão. Seres humanos doentes, jamais a doença.

Groddeck, o discípulo grato ao seu mestre, fará uma homenagem ao escrever o livro *Nasamecu*. É a condensação da máxima "*Natura sanat, Medicus curat!*". É um texto carregado de ensinamentos apreendidos de dr. Schwenninger e, ao mesmo tempo, uma homenagem de um discípulo que demonstra a gratidão ao mestre. Gesto de nobreza de alma, tão raro de se ver relatado na relação mestre-discípulo.

Groddeck, nessa obra, marca um verdadeiro ritual de passagem entre o agradecimento e sua nova direção em relação ao mestre Freud. Sua trajetória em direção aos ensinamentos de Freud ele relata numa carta dirigida a este em 27 de maio de 1717:

[...] Permita-me, antes de tudo, externar-lhe meus calorosos agradecimentos por tudo o que proporcionou o estudo de seus textos. A necessidade de expressar-lhe este agradecimento transformou-se em dever, depois que, em 1912, publiquei um livro (*Nasamecu*) no qual aparece um juízo precepitado sobre a psicanálise; já pelo seu próprio teor, percebe-se que, na época, eu conhecia a psicanálise somente por ouvir dizer. Não bastaria uma afirmação expressa de que o erro imperdoável se devia à ignorância, o que de modo nenhum o atenua, se uma circunstância não tornasse interessante a história de minha conversão, se assim posso chamá-la. Em 1909, portanto três anos antes da publicação desse livro, comecei a tratar uma senhora cuja observação me levou ao mesmo caminho que, mais tarde, passei a conhecer como sendo o da psicanálise [...].[2]

Com os conhecimentos vindos de Viena, Groddeck alicerçara as questões mais profundas da arte do exercício médico: a relação médico-paciente. Schwenninger a exercia, Freud a explicita na prática clínica, nomeia o significado da relação trazendo à luz as questões da transferência-contratransferência. Com isso amplia as questões do dr. Schwenninger em que o diagnóstico tem de ser deixado de lado como meta única de um tratamento; deve-se antes de tudo conhecer o processo do paciente.

"*Naturat sanat, Medicus curat*", vem a ser o guia de sua prática terapêutica. Recusa-se a estabelecer uma franca distinção entre o conceito de normal e de patológico, entre a saúde e a doença. Groddeck faz da parte da revolução do entendimento da doença, em que a metáfora é o caminho da compreensão do indivíduo como um todo e sua consciência na participação de sua história, a possibilidade única de compreender o processo mórbido. Em *Nasamecu* surge a pedra fundamental da sua Psicossomática: a arte de decifrar o "isso".

2. Fragmentos de duas cartas entre Groddeck e Freud

Nesse salto didático do entendimento do projeto groddeckiano destaco dois textos que nos servirão para a compreensão do projeto Psicossomático de Groddeck.

Carta de Freud para Groddeck (Viena, 5 de julho de 1917):

[...] Observo com insistência que o sr. me pede com insistência que ateste oficialmente que o sr. não é psicanalista, que não pertence 'à legião de adeptos, mas que tem o direito de apresentar-se com algo de especial, de singular. Faço-lhe, evidentemente, um grande favor se o repelir para longe de mim, para lá onde se encontram Adler, Jung e outros. Mas não posso fazê-lo: devo dar-lhe o que é de direito, devo asseverar que o sr. é um excelente psicanalista que compreendeu a essência da coisa sem possibilidade de perdê-la. Quem percebe que a transferência e resistência são os pontos centrais do tratamento pertence inelutavelmente ao exército bravio. E o fato de chamar o "inconsciente" de "isso" não faz qualquer diferença. Permita-me que lhe demonstre que não há necessidade de nenhuma extensão do conceito de "ics" para abarcar sua experiência com doenças orgânicas. No meu ensaio sobre "ics", que o senhor menciona, encontra-se uma nota discreta: "Reservamos para um outro contexto a menção de uma outra prerrogativa importante do "ics". "Quero revelar-lhe o que está sendo dissimulado aqui: a afirmação de que o ato "ics" exerce uma ação plástica intensa sobre os processos somáticos, de tal modo que ela nunca aflora ao ato consciente. Meu amigo Ferenczi, que tem conhecimento disso, tem na pasta da *Int. Zeitschrift* um trabalho sobre patoneurose que se aproxima bastante das suas comunicações. E o mesmo ponto de vista levou-me a um experimento biológico, no qual deve ser mostrado de que modo um desenvolvimento conseqüente da idéia lamarckiana de evolução se torna uma conseqüência das concepções psicanalíticas. As suas recentes observações se coadunam tão perfeitamente com a ordem de idéias deste trabalho que só podemos desejar que, na época de nossa publicação, possamos nos referir às suas comunicações já publicadas... Mas se ele sozinho causa essas doenças, é assim tocada de alguma forma a diferença entre o espiritual e o corporal? A mim me parece tão audacioso dar uma alma à natureza quanto a desespiritualizá-la radicalmente. Dificilmente, portanto, a sua grandiosa multiplicidade que se eleva do inanimado ao animado orgânico do vivo corporal ao espiritual. O inconsciente constitui certamente o intermediário correto entre o corporal e espiritual, talvez o *missing link* buscado há tanto tempo... Receio que o sr. seja também um filósofo e que tenha a tendência monística a desdenhar as belas diferenças na natureza em troca do engodo da unidade. Estaremos assim nos livrando das diferenças?... Naturalmente sua resposta nos dará muita satisfação [...].

Resposta de Groddeck (junho de 1917):

A psicanálise não teme recorrer à fase pré-natal, e faz muito bem. Mas por que ela se agarra com tanta insistência ao orgão do cérebro e por que não quer ver que, *ceteris paribus*, do espermatozóide e do óvulo sempre se formam mão, olhos, cérebro? Aqui não se fala ainda de consciente ou de intenção consciente. E se o Inconsciente realiza isso, então é capaz também de produzir um calo ou de guiar um movimento da mão, ou de modificar a química dos seres humanos de modo a torná-los suscetíveis à ação das bactérias... Não me considero um monista; se sou sincero comigo mesmo, percebo que tenho prazer no espetáculo do jogo multicolorido de todas as forças e participo do jogo sempre sem o saber. Mas quando percebo que a palavra ciência não passa também de um jogo, não admito que me impinjam sempre e a qualquer hora que ela é uma seriedade sacrossanta. E, uma vez que percebi toda a magnificência humana, inclusive sua ciência, nasce do espermatozóide e do óvulo, já não me deixo nunca mais empurrar para os limites bem demarcados da tolice, que não quer ver que a vida já está lá antes do cérebro. Então tenho de vez em quando o desejo de puxar alguém pela orelha e mostrar-lhe um embrião. [...] O fato de, nesse processo, se confundirem para mim as fronteiras entre ciência e mística, bem como aquelas entre o corpo e alma (que, aliás, o grego não conhecia em sua boa época) não considero nenhuma desgraça, pelo menos não para mim, porque isso me diverte, nem para meus doentes, porque a eles ajudo bem ou mal, como os outros médicos, e para o curso do mundo não me considero importante [...].

3. Doença

Aos 29 de novembro de 1926, Georg Groddeck proferiu uma conferência na Universidade de Lessing com o título "Doença".[3] Vamos acompanhar os passos do mestre que logo no início de seus ensinamentos escreve:

> O ser humano, com tudo o que ele é, com o que lhe acontece e o que faz, é, no meu modo de ver, uma forma de manifestação do seu "isso", o seu "isso" se revela por meio dele. Examinada desse ponto de vista, a doença deve revelar alguma coisa sobre o "isso", deve descobrir um sentido que precisa ser decifrado.

Na longa história da medicina, Groddeck produz uma pista concreta para a compreensão da patologia, anuncia a existência de uma lógica, de um sentido, que necessita ser decodificada ou decifrada. Essa lógica é própria, particularizada ao domínio do "isso". A angústia humana vem sempre acompanhada da trágica necessidade de compreender o sentido da dor, do sofrimento e da cura.

A doença amputou a onipotência da humanidade diante do destino trágico da vida, pela manifestação do sofrimento. Antes de tudo a compreensão do "por que" e do "como" se manifestava. Nessa reflexão vamos até as bases de nossa cultura judaico-cristã, e lá encontraremos um indício do desespero humano na tentativa de compreensão diante da dor. "O povo de Israel é avisado por Deus: sou eu, Jahvé, somente eu quem cura (Ex. 15; 22-26), e: Quando golpeio, sou eu, quem devolve a saúde e ninguém se livra da minha mão" (Deut. 32, 39). Nessas condições, a medicina tem pouco valor. Mas Jahvé ordena a Eliseu jogar sal nas águas malsãs para evitar abortos na população do rio Jericó (Reis II, 2, 21). Portanto profilaxia, higiene social, entre as prescrições religiosas.[3]

Groddeck nos ensina profilaxia conduzindo com engenho e arte no caminho do decifrar os códicos inscritos no "isso". A obviedade da arte de decifrar prima no quesito básico de qualquer tentativa de ser, à procura do óbvio, do mais puro e básico que emerge, do mais infantil e desconcertante. A primeira pista para o entendimento da manifestação da doença é a sensação do sofrer e o subseqüente pedido de ajuda.

Gostaria nesse instante de pedir licença ao leitor e trazer uma janelinha de minha vida, pois acredito que servirá para exemplificar: Aos trinta anos de idade passei por um grande momento de angústia que foi trazida por dor no peito. Os médicos, meus amigos de longa data, entraram no desespero da amizade e curadores, na criação trágica de serem naquele instante, médicos e amigos. A conjunção desses dois papéis faz com que o diagnóstico se turve diante das contradições do Isso. O óbvio surge, o diagnóstico escapa errado da equipe e eu sucumbo vítima de meu "isso" em conjunto com a contratransferência de toda a equipe.

Em meu desespero inconsciente, trancafiado no quarto do hospital, digo às pessoas que me visitam que gostaria de comer mamão. Nunca recebi tantas frutas de diferentes tonalidades e tamanhos. Estavam por toda a parte de meu quarto, as cores e o odor reconfortavam-me na lembrança de tantos amigos. Porém um grande amigo, que se caracteriza pela dose de ironia e humor, reflete por alguns instantes e adentra o quarto trazendo-me entre carinho e sabedoria sua mão estendida em minha direção. Nunca um pedido de "uma mão" foi tão bem-aceito e recebido por mim. O que meu "isso" desenvolvia por sob a dor no peito: um pedido de ajuda e compreensão num momento particular de minha vida, em que sucumbido diante das tragédias da existência eu pedia uma mão a um amigo do peito.

Se pensarmos que o sofrimento, indiferente daquilo que sofremos, se acentua cada vez mais, chegamos afinal a uma situação na qual, em determinadas esferas da vida, tornamo-nos dependentes da ajuda do outro, numa situação que todos já viveram alguma vez; tornamo-nos iguais ao bebê.[1]

Doença é primeiramente o desejo do "isso", do retorno à infância, em que os momentos de angústia iniciais foram marcados pela imagem, carinho, colo, hálito materno. Doença é prioritariamente uma aspiração ao mundo antigo de nossa existência, é o desejo ao retorno da mãe. E por que aquele ser adulto sucumbe diante dos desejos da criança interna. A criança é sempre infinitamente mais poderosa. A criança, o bebê, traz inscrita a linguagem primária do poder. O mundo é o que ela deseja que assim seja. Essa inscrição jamais deixará de existir, por mais que envelheçamos. De tempos em tempos em nossas vidas surge a manifestação do bebê que é o desejo do poder. Adoecer é o desejo de poder.

Adler, Freud, Nietzsche organizaram-se em suas hipóteses sobre o homem jamais se esquecendo de que o soberano do universo, o rei dos reis é a criança que permace indelével em nosso interior. Seus desejos cumprem-se no fantástico imaginário ou no real pragmático, porém serão cumpridos. Os doentes, prostrados em suas macas ou camas, retraduzem a existência humana num momento de suas vidas em que isso foi vivido plenamente: médicos, enfermeiros, amigos, silêncios, pedidos de comidas desejadas, ventilação, luz etc., a parafernália infinda dos desejos desejados de um rei déspota, inscrito sob o véu de uma doença.

Sempre encontraremos alguém que nos socorra, que nos dê o colo ao pedido maior de desespero e angústia. Essa é a história das relações humanas. A premissa básica do encontro: pedido de amor. Todo tratamento médico ou psiquiátrico ou psicoterápico interconfunde-se no pedido básico da sobrevivência primeira do homem, que é o pedido de amor traduzido tecnicamente por Freud em seu trabalho *Amor de transferência*. Sempre transferimos, sempre resistimos, transferimos resintindo. Resistimos, transferindo. O pedido de base, amor.

O mistério da vida encontra a dialética particularizada do afastamento e da aproximação. A vida humana se inicia na relação com a mãe. Crescemos em direção ao afastamento dela, maturamo-nos em direção ao ser adulto e só, e uma doença qualquer nos faz retornar aos seus abraços e aconchegos, em que o corpo e a alma encontram o reconforto, sem culpa, sem vergonha, sem medo da existência, que nenhuma relação amorosa, por mais quente e tórrida que sejam os amantes, pode oferecer. Ao doente tudo é permitido.

No adoecer esconde-se o primeiro amor, o da relação com a mãe. Quantos hipocondríacos buscam desesperadamente atenção dos consultórios nos exames laboratoriais ou em outros mais violentos, nas esperas do atendimento dos pronto-socorros, nas caminhadas longas dos ambulatórios, o espaço onde permite-se ser cuidado. Quantas desesperanças de uma infância mal amada misturada com o desespero maior que é o de continuar a ser amado.

Quantas fantasias nas relações com os médicos e terapeutas por parte dos pacientes. São as expressões desesperadas de um amor sentido um dia e desejado para toda a existência. *Amor de transferência* e *Conselho aos jovens médicos* são trabalhos-pilares da proposta prática de Freud, em que ele afirma que é da clínica que emerge o desespero maior da humanidade, o de sentir-se desejado, querido.

O primeiro amor de bebê reveste-se além da compreensão consciente de qualquer forma de amor adulto. Pois o primeiro amor foi aquele que permitiu a sobrevivência e a continuação da luta em direção à vida. Somente encontramo-nos pelo fato de termos sido amados. Essa marca indelével eternizará todas as relações de busca de amor. O espaço médico terapêutico, as relações médico-pacientes são obviamente de maior destaque, pois é nessa relação que o desejo infantil de ser amado surge camuflado sob os cuidados de doente ou doença.

Todo esse movimento em direção à doença apresenta-se tecnicamente sob uma proposta de resistência, que se denomina recalque. É o conflito dirigido em direção às profundezas do inconsciente que afasta por um tempo os conflitos de criança ou surgirá sob uma nova forma de uma outra doença. Groddeck continua nos ensinando nessa palestra, em que, para exemplificar sua proposta, aborda uma doença comum e das mais difundidas: a prisão de ventre.

Bibliografia

1. CHEMOUNI, JACQUY. *Georg Groddeck — psychanalyste de l'imaginaire*. Paris, Payot, 1984.
2. GRODDECK, GEORG. *O homem e seu Isso*. São Paulo, Perspectiva, 1994.
3. SONENREICH, CAROL e FRIEDRICH SONIA, "Sobre a história da Psiquiatria". In: *Revista Temas*, vol. 23, n° 46; p. 217; jul./dez. de 1993. Artigo para ABMP — Regional São Paulo, fev. de 1996.

Comentário de Lia Castaldi, advogada pela PUC-SP, administradora hospitalar pelo Instituto de Pesquisas Hospitalares São Camilo, terapeuta corporal pelo Ágora SP, Membro do Movimento Interdisciplinar de Psicossomática, psicóloga pela FMU.

Por forma de expressão e análise de textos, sobre a psicossomática de Georg Groddeck, o leitor tem a possibilidade de deparar com o ser humano Carlos Briganti, além do médico psiquiatra e psicoterapeuta, com quem tenho tido a oportunidade de conviver nesses anos de minha formação, como meu professor e amigo.

Deleuzianamente, ele consegue, pela sua transversalidade poética inata, colocar Groddeck em seu devido lugar, lugar de destaque, com o reconhecimento expresso de sua anterioridade à Reich, no que diz respeito à leitura do inconsciente no organismo.

Pelo "isso" de Groddeck, a tentativa permanente de decifrar o óbvio: o pedido de ajuda infantil que emerge diante da angústia, ou da doença já estabelecida.

Essa particular leitura feita por Briganti tem como pano de fundo o alerta com "a ciência que tudo explica que não é ciência, é emplastro contra a dor da frustração". Essa afirmação nos leva a pensar sobre os falsos dogmas, os dogmas impostos pela cultura judaico-cristã a que fomos submetidos.

Briganti constata, por intermédio de sua clínica, experiência pessoal e sensibilidade apurada, que apesar do predeterminismo do homem pelo "isso", este tem a possibilidade do devir.

O devir-ser,
devir-sentir,
devir-emocionar-se,
devir-coração bater,
devir-pausa,
devir-sentir e pedir amor,
devir-ser nova forma, ou seja,
devir – curar.

A possibilidade de uma construção rizomática, pelos devires, para não levar necessariamente à repetição de histórias e antigas formas, mas a novos paradigmas que nos possibilitem ir ao encontro da alma, no sentido groddeckiano.

Obrigado Briganti por essa oportunidade de comentar Groddeck em seu texto. Por ter ajudado a compreender que o nosso trabalho trata de auxiliar o ser humano a se conhecer e encontrar seu caminho de uma forma mais ampla, a encarar a sua história com melhor compreensão e respeito. Discernir os seus conflitos infantis e poder vivenciá-los, com o distanciamento necessário para viver o Ser Adulto desde um devir de devir.

XVII
Movimento da
Psicossomática — Visão Psicanalítica*

O Movimento Psicanalítico já foi declamado, debatido, reavaliado, historicizado, riscado, escrito, reescrito. As numerosas revoluções internas e externas dessa instituição foram de todas as ordens e formas: políticas, demagógicas, circunstanciais, ideológicas, crises que se dirigiam entre o pensamento freudiano e o laboratório deste: os hospitais, as clínicas, os consultórios, os chamados homens livres e os ditos normais.

Às vezes essas crises relembram o movimento barroco, em que as dobras de sua arte misturavam-se às dobras infindas de seu pensamento; outras vezes misturavam-se aos ecos que os escritos do "Banquete" em que na articulação, nem sempre histriônica, exibiam magicamente os ruídos, os reflexos, quase nunca a harmonia do teatro da história ou de uma história. Assassinatos, difamações, parcerias, paixões, acertos, desacertos, viéses infindos do reflexo da alma humana, muitas destas espelhadas e trilhadas sobre os trilhos da cocaína.

Cada ruptura, cada dissidência gerava e criava um particular sistema de pensamento. Foi assim com Ana Freud, Melanie Klein, Bion, Lacan, Jung, Reich, Ferenczi etc. Um grande movimento. A direção desse Congresso foi astuta e sagaz ao escolher o título desta mesa: "Movimentos da Psicossomática".

---

* Trabalho apresentado na mesa-redonda do I Congresso Paulista de Medicina Psicossomática; 1999.

Psicossomática, filha herdeira de não-alinhados ao movimento. Aqui os colegas de mesa apresentarão frações desses movimentos e mostrarão formas de concepções herdadas, de desejos e possibilidades históricas, realizações e sonhos.

Foi-me proposto o da visão psicanalítica, talvez uma homenagem a quem iniciou há 27 anos uma clínica impossibilitada de ter outra visão que não a psicanalítica ou a da psiquiatria alemã. Aliás, não havia outros movimentos. Naqueles tempos, falar em psicossomática poderia redundar em processo de charlatanismo. Ou médico ou médico do *stablishment* eram as diretrizes daqueles anos 60.

Aceitando essa referência de meu início profissional, elegi a visão psicanalítica, desde um psicanalista excluído de suas hostes. Um *enfant terrible*. Um pensador que foi expulso de um Congresso Psicanalítico, quando apresentou um tema controverso, político, analítico, social, institucional. Esse autor cognominado de paranóico, comunista, detrator da família, defensor da sexualidade em sua forma originalmente proposta ou energia sexual, foi considerado um perigoso exemplar contra as instituições estabelecidas: a família, a propriedade, a pátria. Seu nome: Wilhelm Reich.

Eu, estudante de medicina, jovem e curioso, arriscava-me a desangustiar-me nas perguntas que realizava aos mestres de anatomia, fisiologia ou clínica médica: por que o organismo realizava aqueles movimentos durante o ato sexual; e o orgasmo? Mandavam-me calar a boca entre risos e que eu mantivesse a compostura. Um dia, nas estantes do Departamento de Psiquiatria, um livro caiu nas minhas mãos: *A função do orgasmo*, de Reich. Lia-o escondido. Mais parecia um jovem seminarista pecando por ler o pecado da sexualidade humana.

Foi paixão à primeira vista. Talvez por ser escondida; talvez pela identificação juvenil com a coragem daquele homem de trazer à tona as questões que me ofuscavam: a sexualidade como ser e poder; as instituições religiosas, todas, centrando seu exercício de poder e expansão sobre a castração em nome da castidade. O espírito proposto distante do organismo humano, num movimento de desagregação do homem; a vida devendo ser vivida de maneira e essência triste e espinhosa.

Reich, um clínico libertador, um espinoziano resgatando a unicidade ensinada por Espinoza: *Deus sivit Natura*: Deus é igual a Natureza. Reich resgatando o lugar do Prazer. Reich decodificando no orgânico as expressões de vida, prazer, amor. Distante, muito distante do aforismo lacaniano de 1965: *amor é dar o que não se tem a alguém que não o quer*. Reich diria: amor é dar o que se tem a alguém que o quer.

O título do trabalho que resultou em sua eliminação da instituição naquele Congresso: *Análise do caráter*. Era a primeira vez, no Ocidente, que Caráter confundia-se com Organismo. Esta perspectiva do movimento, o fotograma ensina a criação de uma identidade psicossomática. Reich tentava resgatar a qualidade de liberdade contra a servidão do homem. Criava um sistema particular de pensamento: gerava uma idéia de Organismo não desvindulado da Psique; o fio condutor clínico deste era o Sistema Neurovegetativo; as bases deste fluxo era a bioenergia ou fluxo libidinal de afeto. Podia ser lido clinicamente no organismo, o inconsciente por sobre este derramado. Reich reinstaurava o pensamento biológico freudiano. Distanciava-o do inconsciente linguagem. Aproxima-o do inconsciente maquínico-nômade. O homem psicossomático reichiano resgata o homem rizomático, ou seja, insere-o qual a rede de rizomas, que se entrelaçam aleatoriamente no social, político, religioso, econômico, hereditário, sexual etc. Reich alicerça-se nos inícios dos ensinamentos freudianos em que a descrição do inconsciente confundia-se com o processo primário e navega na bioenergia que inscreve no organismo as múltiplas facetas de formas, prazeres, memórias, doenças...

XVIII
Psicossomática Interdisciplinar

1. Introdução

Ao falarmos sobre psicossomática faz-se necessário refletir sobre o conceito dessa antiga definição, uma vez que foi por esse significado que os pensadores do mundo ocidental conseguiram paulatinamente restabelecer o pensamento científico sob uma nova ordem: a da integração do somático com o psíquico. Esta é uma longa trajetória de muitos e muitos séculos. Mas o costume histórico faz com que sempre necessitemos de datas. A finalidade dessas encontra-se em produzir um início ideológico particular a respeito do próprio conceito dessa História. Determinar uma data-momento é a determinação de um critério de posse e poder.

Será que a psicossomática surgiu no instante em que Darwin estabeleceu o contínuo infinito das espécies? Será que foi no instante em que Copérnico descentrou o homem do Universo? Será uma história mais recente, em que homens como Groddeck, Freud, Ferenczi, Reich, Alexander, entre outros, resgataram o caminho que possibilita um novo conceituar sobre o ser humano sob uma perspectiva não dividida?

Para respondermos à questão do tempo e história, recordemos Alfredo Bosi: Datas. Mas o que são datas?

Datas são pontas de *icebergs*... O que seriam hoje as datas, aquelas pontas de *icebergs*, se fossem cortadas e destacadas das suas massas submersas? Blocos soltos, erráticos que vagariam na superfície crespa das águas e, chocando-se uns nos outros, se destruiriam no mar cruel da contemporaneidade.

Psicossomática para nós é a expressão de diferentes tempos, histórias que se interconectam entre si, criando viéses complexos que atuam e interagem sobre o homem. São laços invisíveis da construção do comportamento humano. O homem entendido como um ser polivalente em que o ato de ser surge pelo reflexo de infinitas situações a que se vê criando e submetendo-se. O homem, fruto das diferentes temporalidades históricas em que a cultura, sociedade, mitos, religiões, política, moral, ética, sexualidade etc. demarcam na territorialidade de sua existência sua trajetória particular evolutivo-existencial.

A primeira resultante é caracterizada sob diferentes paradoxos de existência em que se revela uma determinação inconsciente que se imprime de uma qualidade particular de conduta e vivência. A forma de viver, a cultura desenvolvida, os mitos adorados, as diferentes éticas a serem cumpridas, a ordem moral sendo imposta, as questões sexuais interligadas aos diferentes preceitos obedecidos etc.

A outra resultante que se expressa carregada de dramaticidade é a doença, que revela um destino também predeterminado a ser cumprido ou seguido. O paradoxo da vida entrecortado num mesmo viés, a trajetória da vida e da doença como concepções e frutos de uma mesma historicidade.

Esse tipo de colocação subentende propostas que abrangem o território das fantasias, dos mitos, da ciência, da verdade, da fé, da esperança... Recordar é o ato de reconstruir. Reconstruímos a partir de um passado sempre presente, a mitologia grega:

> Clio — musa da história — é filha de Mnemosine, a titânica irmã de Cronos (pai de Zeus), ambos gerados por Gaia, a Terra, e Urano, os Céus. *Tempo* (Cronos), *Memória* (Mnemosine) e *História* (Clio) são, assim, originariamente anteriores ao reinado dos Olimpos presididos por Zeus e sua luminosidade ordenadora expressa também em Razão. Mais arcaicos, de estirpe titânica marcada por insubmissão e violência, Tempo, Memória e História incessantemente questionam o Instituído e o Fixado, mantendo tensa relação com a racionalidade Olímpica, unificadora e sistematizante.

A conceituação da psicossomática envolve-se com a própria história da humanidade, em que o *tempo*, a *memória* e a *história* são peças interligadas contínuas, e como a própria essência do existir, pensar psicossomática é ser também um herdeiro mítico-tirânico, em que sua luta pelo insubmisso, contra o conceito de qualquer Olimpo, busca para si trazer a racionalidade unificadora, sistematizante, ditatorial da transmissão de uma verdade. Ser psicossomático é manter sempre tensa as questões emanadas desde os Olimpos. E como realizamos isso: resgatando a memória atemporal de uma história humana...

...um pouco de História

Para refletir sobre psicossomática é necessário que voltemos por alguns momentos em direção à filosofia, e recapitulemos por um breve momento as questões mais pertinentes e que mais intrigaram o homem ocidental, e poderíamos resumir essa angústia ancestral na questão: "O que é o homem?". Para essa tentativa de reflexão iremos nos centrar nas questões ensinadas por Ernest Cassirer.

Iniciemos essa sinopse por Aristóteles:

Todos os homens, por natureza, desejam conhecer. Uma indicação disso é o deleite que obtemos dos sentidos; pois estes, além de sua utilidade, são amados por si mesmos; e acima de todos os demais o sentido da visão. Pois não só com vistas à ação, mas, mesmo quando não vamos fazer nada, preferimos ver a tudo o mais. A razão é que este, mais que todos os outros sentidos, faz-nos reconhecer e traz à luz muitas diferenças entre as coisas.

Esse é um texto que prima em nos revelar o eixo básico do pensamento filosófico aristotélico, em relação à primazia da existência humana: o ser antes de tudo é sensório, pleno de satisfações, desejos, sensualidades. O conhecimento do homem sob e pelos desejos sensuais-eróticos dos sentidos. Profundamente distante do projeto básico da compreensão do humano desenvolvida por Platão.

Para este o homem apresenta-se cindido. Determinado por uma marca indelével, que o colocara divido em si mesmo. A vida intelectual estará separada por uma outra ordem: a transcendente. O conhecimento e a verdade pertencentes a uma ordem inatingível das idéias puras e eternas. Platão separará o mundo entre o ideal e o empírico. Aristóteles, contudo, admite a impossibilidade do conhecimento pela e somente por meio da estrutura preceptivo-sensória, e desenvolverá um conhecimento reflexivo modelado em bases biológicas: "Na natureza assim como no conhecimento humano, as formas humanas desenvolvem-se a partir de formas inferiores".

Desenvolverá Aristóteles a noção de continuidade entre as espécies, todas apresentando um vínculo comum em relação à percepção, à memória, à experiência, à imaginação e à razão. Acrescentará que esta se encontra na linha evolutiva a ser atingida pelo homem.

No desenvolvimento da cultura, as questões filosóficas básicas tomam outros rumos, afastando-se das origens, dando prioridade às explicações mitológicas do homem e do meio. Vamos ao encontro de a uma Antropologia primitiva ao lado de uma Cosmologia primitiva. É o instante de confusão de identidade, as questões da origem do mundo interconfundem-se com as das origens do homem. Funda-se a noção de religião, que terá como prioridade preservar a Cosmologia e Antropologia Mitológica.

Surgem os grandes pensadores religiosos. Sob o risco de um resumo simplista, esta nova ordem resumiria-se na máxima: "Conhece-te a ti mesmo" — é o imperativo categórico, um dogma, uma lei suprema moral e religiosa.

Qual a importância fundamental da mudança de trajetória desse caminho? A curiosidade sensória do humano substituída pela projeção mitológica confundida da gênese do universo e do homem, uma versão em outra direção do Instinto *natural de conhecer* (Instinto no sentido topológico do termo — aquilo que é marca indelével, não-mutável, que caracteriza uma qualidade da espécie, geneticamente determinada). Todo esse caminho desviado em direção à construção de uma reflexão mitológica terá entre os gregos vários atalhos facilitadores.

Recordemos rapidamente Heráclito, situando-se nos limites entre o pensamento cosmológico e antropológico, surgindo em nossa caminhada cassireriana, o filósofo Sócrates. Ele é a marca fundamental que separa os filósofos dividindo-os numa barreira entre o pensamento pré-socrático e o pensamento pós-socrático. O marco essencial dessa divisão: o retorno às questões do homem, o universo do homem e do humano.

Poderíamos conceituá-lo como o centrado numa filosofia estritamente antropológica. A arte de sua indagação: o diálogo. A busca da essência do humano sob a questão do diálogo com o outro.

Nasce a dialética. Arranha desde o início a superfície criando outras situações para as colocações iniciais, lentamente aprofundando-se na intimidade, no cerne das questões humanas com a necessidade do Outro. Sua tônica: a ironia. E desta surgirá a negativa diante de fatos antes préaceitos, preconcebidos ou preconceituados ou predeterminados.

A grande transformação acontece, o monólogo filosófico inicial transforma-se em diálogo. Cria-se a possibilidade do conhecimento pelo pensamento dialógico ou dialético. Diz Sócrates em sua Apologia: "Uma vida que não é examinada, não vale ser vivida". Em seus trabalhos o filósofo nos lega as questões humanas eternamente pertinentes: bondade, justiça, temperança, coragem, humor, vingança, inveja, paixão, luxúria, posse, e assim caminha...

Com toda sua dialética nasce do homem sua ética: a de possuidor da razão, esta sua grande qualidade moral: a de ser responsável por si mesmo.

Vamos nestas rápidas passadas à Idade Média, em que encontraremos Santo Agostinho, o delimitador das duas grandes eras, vivendo no século IV cria-se sob o pensamento filosófico grego, de outro lado é o pioneiro do pensamento medieval. É o fundador do pensamento dogmático-cristão. Transforma lenta e continuamente os ensinamentos do mundo grego antigo, e o reconstrói em direção à "Revelação Cristã".

Abate a questão da primazia da razão socrática, todo o pensamento antigo fundamentado antes da revelação divina, o homem jamais poderá atingir o conhecimento divino. Recapitulemos o homem sendo criado à imagem de Deus — arquétipo primeiro — e perdendo o Paraíso. Como resultante o poder de origem, perde-se numa "Razão Obscurecida".

Toda ajuda de luz e clareza não será possível pelo raciocínio, ocorrerá somente com a ajuda do Sobrenatural, do Divino, Da Fé inexplicável, do Mistério das trevas. São Tomás de Aquino, Santo Alberto consolidarão todo o projeto que contraria todo o pensamento filosófico grego, centrado sobre o humano. O demônio interno humano, alvo a ser atingido pelo uso da razão, passa a partir desse instante a ser considerado como concretitude.

Recapitulemos utilizando-nos das palavras do próprio Cassirer:

Logo a máxima clássica "Conhece-te a ti mesmo" entendida em seu sentido filosófico, no sentido de Sócrates, Epíteto ou Marco Aurélio, é não só ineficaz, mas também enganadora e equivocada. O homem não pode ter confiança em si mesmo e ouvir-se. Deve silenciar-se para poder ouvir uma voz mais alta e mais verdadeira... A religião não pode ser clara e racional. O que ela relata é uma história obscura e sombria: a história do pecado e da queda do homem. Revela um fato para o qual nenhuma explicação racional é possível. Não podemos dar conta do pecado do homem, também não podemos dar conta da salvação do homem... O Deus que ela fala é um *Deus Absconditus*, um Deus oculto. Logo até mesmo a sua imagem, o homem, não pode ser senão misterioso. O homem é um *Homo absconditus*... a Religião é uma lógica do absurdo... (p 26-7)

Acelerando em direção aos Tempos Modernos, encontramos a figura de Descartes, e surge uma teoria geral do homem montada sobre as observações empíricas e em princípios lógicos gerais. O homem sai do fim último da Criação, desloca-se do umbigo da criação, à semelhança do Criador, é descentrado do trono da semelhança do divino, extrai-se de sua proposição de ser uma partícula divina.

Copérnico, com a produção do heliocentrismo, cria o deslocamento do homem para repensar-se sobre seu "si mesmo". O sistema de Copérnico tornou-se historicamente como um dos mais fortes instrumentos do agnosticismo e do ceticismo filosófico desenvolvido no século XVI. Fere narcisicamente ao humano, sai do umbigo da criação, passa a ser um objeto a mais que circula pelo infinito.

Os conceitos de infinito constroem-se sob outra dimensão; é o sem-limites o indeterminado. Foi nessa característica de pensamento que se desenvolveu todo o pensamento filosófico de Giordano Bruno. As questões platônicas de finito e infinito, como oposições, adquirem um outro significado. Cria-se sob essa nova concepção do homem a possibilidade de uma libertação, arrancando-o do local de prisioneiro de um estreito universo limitado. O universo infinito constrói a possibilidade de uma razão infinita.

Nessa luta contínua de libertar o homem das causas finais surge o pensamento de Darwin, que, em sua *Origem das espécies*, colocará o homem em suas especulações em terra, ou seja, responsável pelo seu destino. As questões visionárias deixadas aos místicos ou visionários. Retorno ao pensamento racional, não há espécies isoladas, não há privilégio de Criação, a corrente da vida é una e infinitamente ininterrupta. A cultura originária do humano também será assim desenvolvida sob essa reflexão, a história continua como o fluxo da vida. A individualidade resgatada em suas virtudes.

Cada indivíduo relido sob a óptica de sua verdade individual, voltemos a Cassirer:

Cada pensador individual nos oferece a sua própria imagem da natureza humana. Todos estes filósofos são empiristas determinados; desejam mostrar-nos os fatos e nada mais que fatos. Mas a sua interpretação da evidência empírica contém, desde o início, uma suposição arbitrária — e esta arbitrariedade vai ficando cada vez mais óbvia à medida que a teoria avança e assume aspecto mais elaborado e sofisticado. Nietzsche proclama a vontade da potência, Freud assinala o instinto sexual, Marx entroniza o instinto econômico. Cada teoria torna-se o leito de Procrusto no qual os fatos são esticados para amoldar-se a um padrão preconcebido [...].

....

Psicossomática reichiana, uma ponta de *iceberg*...

Creditando nosso pensamento no estigma de Procrusto, vamos reler Wilhelm Reich. Cria um homem transdisciplinar tal como concebemos o significado da psicossomática. Entendemos como Reich-psicossomático pois este médico-pesquisador jamais desenvolveu um modelo único ou da verdade da compreensão do humano. Reich, já nos primórdios do exercício da medicina, repetirá em sua trajetória os moldes da tríade simbólica helênica, que guarda estreita relação com a psicossomática: Apolo, Quíron e Asclépio.

A profunda inter-relação simbólica mítica encontra-se expressa por Paul Diel:

> Corpo, alma, espírito formam somente uma unidade: o homem. Sua harmonia intrínseca, o ideal apolíneo, é biologicamente fundada no fato de que todo ser vivo, incluindo o homem, é um organismo psicossomático. Somente o homem, ser pensante, pode tender ao erro pseudocientífico de acreditar que ele é unicamente soma, unicamente matéria, e, portanto, não existem senão doenças somáticas. Quer a ciência médica aceite ou não, a indiscutível existência das doenças do espírito a obrigará a retornar, cedo ou tarde, à visão apolínea da saúde. Nessa acepção Asclépio é, como diz o mito, filho de Apolo, símbolo da ciência médica. Porém, ainda segundo o mito, Asclépio é iniciado por Quíron...

Observamos que desde seus primeiros passos, Reich se dirige às ciências naturais e médicas no intuito de constituir um pensamento biológico-espiritual sobre o homem. Na própria cidade de seus estudos de base encontra Freud, brotando uma amizade angustiada pelo ritmo febril dos dois em buscar uma verdade do ser humano. Ambos médicos, desenvolvendo uma base prototípica anatômico-biológica do conhecimento humano.

Porém, ao contrário de seu mestre, Reich não ficará restrito ao discurso do homem encarcerado em sua libido de origem bio-instintual. Reich tentara alçar um vôo mais amplo, arriscando-se a desenvolver essas questões no campo da interdisciplinaridade, integrando as noções de sociologia, política, economia e cultura. Esse antigo estudioso de Henri Bergson resgata para o entendimento do homem o campo psicossomático transdisciplinar. Integra o homem como um ser pluridimensional. Cria um homem no sentido do vivo, da esperança longe de ser um ingênuo rousseauniano, luta pela vida contra a sua formatação alicerçada pelo *Instinto de Morte*. Gera a polêmica rompendo a abstinência do *setting* puramente verbal, introduz o orgânico, introduz a noção de Caráter alicerçada em sua anatomia fantástica, leva às últimas conseqüências o estudo da *Função do orgasmo*, resgata o sentido do prazer em direção ao homem vivo... Reich um pensador psicossomático transdisciplinar.

....

Um exemplo de psicossomática interdisciplinar...

A fim de exemplificarmos, recordemos nesse instante clínico o filósofo Michael Foucault. Para falarmos de suas propostas recorremos a seu grande amigo Gilles Deleuze e seu substituto na Universidade de Vincennes, Paris, em 1969, e de seu grande intérprete o dr. Gregório Baremblitt. Deleuze redige um texto intitulado *"Foucault"*.

No texto deleuziano estão envoltos alguns dos grandes momentos de Foucault:

História da loucura, O nascimento da clínica, Arqueologia do saber, Vigiar e punir, A vontade de saber. Essas obras ressaltam aos nossos olhos o contexto transdisciplinar do conhecer o homem, sua interconexão com o pensamento reichiano, prima pelo desejo de não estabelecer nenhum paradigma transcendental ou místico para a reflexão. Recordemo-nos de Reich quando, utilizando-se da via transdisciplinar encontra um homem sob os fluxos do elã vital e sua conseqüência: a memória congelada:

No decurso de nossas investigações, chegaremos a uma resposta, espantosa mas incontestável, a essa questão fundamental da função vital. Mas para chegar a essa resposta, temos de divagar consideravelmente e juntar e aprender a comparar de modo correto um grande número de fenômenos biológicos. A resposta vai mais fundo do que o organismo biológico individual; por isso é suprapessoal; ao mesmo tempo não é de modo nenhum metafísica ou espiritualista (*Análise do caráter*, p. 437).

Recorre à Razão e ao inconsciente para trazer à tona as quetões da pertinência do homem em sua cultura, sociedade, desejos e sonhos.

Vamos resumir atrevidamente esse pensamento por um diagrama genial de Foucault, em que mostra as diferentes pontes transdisciplinares das distintas dialéticas do conhecimento do homem como ser integrado num amplo sistema existencial.

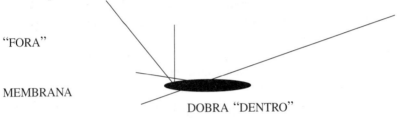

"FORA"

MEMBRANA

DOBRA "DENTRO"

SISTEMA PERCEPTUAL
(VISÍVEL/ DIZÍVEL)

SISTEMA DE FORÇAS
MÁQUINAS, POLÍTICA,
RELIGIÃO ETC.

Esse esquema diagramático é a representação-tradução de nossa sócio-político-cultura-maquínica-etc., em que se concentra uma topológica desse pensar. Nele se encontram diferentes estratos ou formações, histórias, estratégias, diferentes formas de pensamento ou força da subjetivação.

Comecemos a analisar o diagrama pela *membrana* que separa o lado de *dentro* do lado de *fora, dentro e fora* de uma mesma sociedade. Se acompanharmos essa membrana, veremos que num determinado momento ela se volta para dentro, criando uma *dobra*. Portanto, há algo de fora que impulsiona a membrana para seu interior e consegue inclusive rompê-la; produto de uma força extena para seu interior. A membrana portanto existe, fruto e conseqüência de uma força externa desconhecida ou aplicada de fora, e de uma força interna conhecida. Como se dá a instauração dessa força externa para seu interior? Quando geralmente alguém ou mais raramente um grupo de pessoas assimila esta força externa e a carrega para seu interior. São pessoas que apresentam um discurso, comportamento, forma, idéias, concepções do mundo etc. completamente diferentes daqueles que os de Dentro já estão acostumados a exercer e praticar. Aquilo que os de dentro, por um Sistema Perceptual próprio, são capazes de Dizer e de Ver.

Toda sociedade/cultura somente está apta a poder ver ou ouvir aquilo que está previamente conhecido ou planejado para que assim seja ouvido ou visto. Reich, por exemplo, criou o conceito de Couraça, instaurou neste momento um novo: a idéia da Anatomia Fantástica (lembremos que vem do grego *Phanthatikos* que significa o poder de realizar...) criava no homem a membrana gerada e instituída pelo fluxo libidinal de afeto, que determina no humano aquilo que pode ou não ser ouvido, trocado, intercambiado, sentido, dogmatizado, e para outros raros: transgredido.

Reich gerava o homem psicossomático transdisciplinar instaurando um conceito de couraça que transcendia os limites anatômicos convencionais do corpo. Freud visualizara: "A anatomia é o destino". Reich gera a capacidade realizadora desta, gerando o conhecimento da Anatomia Fantástica ou Análise do Caráter. Expandia-a sob o conceito de formar-se pelas trocas energéticas (libido ou bioenergia) que permeariam suas características particulares do "viver em sociedade".

Quem constrói o sistema perceptual desta sociocultura? O *Diagrama de forças* que é composto pelo sistema econômico, religioso, indústrias-máquinas, que determinam todo um sistema próprio e particular de poder. Aquele que predetermina o que pode ser creditado ou crível do que não pode. Essa interação revela-nos a transdisciplinaridade humana que não está restrita apenas a um campo biológico, porém, cerceada por um campo de fenômenos, revistos sob a forma de se pensar, ou crer. A universalidade de trocas de forças imprime um sistema mais amplo e cognitivo de exercício da liberdade individual.

O que acontece com aquele que traz para a sociocultura o novo da força? Designemo-lo como o porta-voz. Geralmente sucumbe sob o Sistema de Forças. Foi assim com Galileu, Kafka, Giordano Bruno e o próprio Reich...

Num futuro próximo aquilo que era considerado marginal ou herege passará a ser os ditames de um modelo ou norma desse presenteconflito. Será ampliado por todo esse sistema de forças que levará até as últimas conseqüências sócio, políticas e econômicas, seu destino.

Exemplos comuns para reflexão: adultério ou homossexualismo são crimes? Por quê? Estamos destinados a crescermos e a multiplicarmo-nos para cumprirmos um mandato Divino e para produzirmos prole ou proletariado. Quanto ao Prazer, este não é Divino. Adultério e Homossexualismo interconfundem-se nesse diagnóstico sociocultural, pois ambos produzem somente Prazer. Recordemos uma *dobra* gerada pelo transdisciplinar Reich: "Casamento monogâmico, relação sexual obrigatória".

O Diagrama não é mais o arquivo auditivo ou visual, é o mapa, a cartografia, co-extensiva a todo campo social. É uma máquina abstrata. Definindo-se por meio de funções e matérias informes, ele ignora toda distinção de forma entre um conteúdo e uma expressão, entre uma formação discursiva e uma formação não-discursiva. É uma máquina quase muda e cega, embora seja ela quem faça ver e falar. (p. 44)

Uma das idéias essenciais de *Vigiar e punir* de Foucault é a de que as sociedades modernas podem ser definidas como sociedades disciplinares, mas a disciplina não pode ser identificada como uma instituição nem com um aparelho, exatamente porque é um tipo de poder, uma tecnologia que atravessa todas as espécies de aparelhos e de instituições para reuni-los, prolongá-los, fazê-los convergir, fazer com que se apliquem de um novo modo. (p. 35)

Essa trajetória mais que explicita o que geralmente ocorre com aqueles que trazem uma nova luz ou iluminação para o interior da sociocultura. Desarranja o sistema de forças, rompe com o campo do que é possível de ser percebido e do que é possível de ser dito. Reich, Giordano Bruno, Galileu... vítimas da sua particular percepção e construção de um nova proposta ideativa.

A proximidade desse exemplo caracteriza a psicossomática reichiana como transdisciplinar onde congrega um ampla gama social, politica, religiosa etc. Essa exemplificação privilegia a análise das transformações das infinitas possibilidades de relações. O homem distante do somente individual biológico, a doença como expressão de uma *dobra*...

P.S. – Outro exemplo de interdisciplinaridade: alguns pontos de encontro entre Reich & Bergson

Todo pensamento de Wilhelm Reich, toda sua elaboração transdisciplinar, todo seu movimento no sentido da integração do homem como um todo, teve como uma de suas colunas mestras, sua fundamentação, no filósofo Henri Bergson. A obra fundamental de Reich, *Análise do caráter*, que insere um novo modo de pensar no mundo ocidental apresenta suas raízes psicossomáticas no texto de Bergson, "Matéria e memória".

Henri Bergson conceituou o modelo psicossomático em que Reich se apoiou para desenvolver sua obra fundamental *Análise do caráter*. O pilar mestre dessa obra reichiana está no conceito da memória congelada no somático. A instauração do mnêmico no orgânico possibilitará todo o trabalho futuro de interligação psico-somático. Bergson na primeira página de seu texto escrevia: "Este texto afirma a realidade do espírito, a realidade da matéria, e procura determinar a relação entre eles sobre um exemplo preciso: o da memória".

A obra e o pensamento reichianos fundamentam-se sobre essa hipótese bergsoniana — o que Reich denominaria de memória congelada. Ele escreve: "A vida vegetativa do homem é apenas a primeira parte do processo universal da natureza. Nas suas correntes vegetativas o homem *também sente* uma parte da natureza". (p. 423) ou ainda: "[...] a resposta vai mais fundo do que o organismo biológico individual; por isso é *supra-real*; ao mesmo tempo, não é de modo nenhum metafísico ou espiritualista". (p. 437)

Essas citações do "também sente" ou "supra-real" são articulações de expressões propostas por Reich, para caracterizar aquilo que Bergson descrevera como memória e seu veículo possibilitador-condutor: o "elã vital". Reich deixa inscrito que tal proposta revolucionária clínica deve ficar afastada dos olhares místicos dos oportunistas espiritualistas. A revolução do projeto mnêmico corporal possibilita na clínica o resgate da memória congelada não somente do indivíduo supra-real, mas filogenético, biológico, político, universal ou cósmico.

Recordemos sinopticamente as propostas básicas de Bergson, que serão os pilares do pensamento reichiano, em todo o decurso de sua obra:

Realidade do espírito e realidade da matéria

Esta primeira proposta dualista deve-se à própria história da filosofia, (como descrevemos sumariamente no artigo anterior) que atribuiu nos séculos de reflexão diferentes concepções ao que se conceitua ou nomeia-se como "matéria". A ela às vezes é atribuída uma concepção realista, outra idealista.

Mas o que entendemos por "Realista" e "Idealista"?

Para nos referenciarmos, nesta exposição, vamos utilizar a definição de idealismo no sentido epistemológico, empregado pela primeira vez por Wolff: "Denominam-se idealistas aqueles que admitem que os corpos têm somente uma existência ideal, em nossos ânimos, e por isso negam a existência real dos próprios corpos e do mundo (*Psychol. rationalis* # 36).

E por realistas, aquela que foi definida por Kant em sua *Crítica da razão pura*: "o realista reconhece a matéria como fenômeno, uma realidade que não carece de ser deduzida, mas é imediatamente percebida".

Retornemos a Bergson, que demonstrará que ambas as propostas, a idealista e a racionalista, são extremamente excessivas. Mostrando a falsidade que é reduzir a matéria à representação que temos dela, como é falso fazer da matéria algo que produziria em nós as representações e que seria diferente delas.

O que é matéria para Bergson?

Bergson buscará o caminho do meio entre o idealismo e o realismo. Constrói esta intermediação considerando a matéria como um conjunto de "imagens". Define "imagem" como a resultante das duas escolas anteriores, aquela do idealismo que é definida como Representação e a do Realismo como a "Coisa em si". A imagem seria um processo transitório entre a representação e a coisa.

Reich nesta hipótese juntará sua concepção de memória congelada, com a evoção da imagem, possibilitando a partir daí a práxis de sua clínica ou trabalho corporal. Todo o toque corporal evoca uma memória, e ela sempre ocorrerá sob a forma da "imagem". Isso possibilita o trabalho clínico e a intersecção entre psicossomático.

Por que Bergson se interessou pela questão da matéria?

Porque tinha como problema fundamental a questão espírito com o corpo ou psicossomática. Para tal Bergson trilhou um caminho diferente, distanciou-se das questões que desde sempre permearam a filosofia: a união do corpo com a alma como um fato irredutível e inexplicável. Bergson trata das questões do paralelismo psicofísico e das séries psicológicas e filosóficas, denunciando que sob essas conceituações criava-se o círculo vicioso do pensamento unicista.

Para fugir desse círculo cria a hipótese do fenômeno da Memória como ponte de intersecção entre espírito e matéria. Este será o caminho clínico seguido por Reich.

Bergson transdisciplinar

Para Bergson, o estado psicológico ultrapassa enormemente o estado cerebral, e este ocupa uma pequena parte. Ele afirma que qualquer pensamento abstrato é sempre acompanhado de representação de imagens. A construção bergsoniana da imagem assemelha-se a um quadro pictórico energético. Cria a construção da memória sob o movimento, a forma, a espacialidade da construção da representação que levará Reich a construir o primeiro modelo de uma Anatomia Fantástica: a Armadura. A memória congelada pelo fluxo do elã vital ou do fluxo energético afetivo, representados no corpo. A memória congelada em todo o organismo. A materialização dessas imagens no corpo.

Bergson:

> O que se toma ordinariamente por uma perturbação da vida psicológica, uma desordem interior, uma doença da personalidade, revela-se, de nosso ponto de vista, como um relaxamento ou uma perversão da solidariedade que liga essa vida psicológica a seu concomitante motor, uma alteração ou uma diminuição de nossa alteração à vida exterior.

Esta proposta de Bergson norteará o conceito básico do trabalho corporal de Reich proposto em seu texto *Análise do caráter*. Neste, nas expressões Contato Físico, Contato Psíquico e Corrente Vegetativa Reich articulará a passagem entre espírito e matéria, entre psique e orgânico, revelando o corpo como um todo, ou Psicossomático.

Esta é a proposta psicossomática reichiana de base, que foi por ele apresentada em 1943 no XIII Congresso Psicanalítico Internacional, em Lucerna. Este trabalho foi o fator determinante da expulsão de Reich da Associação Psicanalítica International. Os chefes da psicanálise de então não desejavam se identificar com essa proposta ideológico-clínica. Reich distanciava-se das propostas fundamentais de Freud, entre elas a questão do Instinto de Morte. Porém esta temática já foi tratada em outro texto nosso em o *Corpo virtual*.

Retornemos às propostas de Bergson:

A análise psicológica deve pontuar-se a todo momento sobre o caráter utilitário de nossas funções mentais, evidentemente voltadas para a ação. O segundo é que os hábitos contraídos na ação transportam a esfera da especulação, criam problemas fictícios, e que a metafísica deve começar por dissipar essas obscuridades artificiais. (p. 7)

Reich parte dessa conceituação para construir a base do seu trabalho corporal: a ação como expressão resultante da memória. A memória como ponte de interligação entre espírito e matéria. A couraça muscular reichiana plena de memória, portanto passível de vir a ser lida. A análise do caráter indelevelmente ligada à representação da imagem.

Bergson e o papel do corpo

O corpo reichiano é representado pela expressão de sua Caracterologia Fantástica. Esse fantástico somente é possível desde a inscrição da memória.

À semelhança de Bergson que descreve o Corpo como redescrito sob a memória das imagens. "Conheço não apenas de fora, mediante percepções, mas também de dentro, mediante afecções: é meu corpo." (p. 10)

Para Bergson a totalidade, a quantidade de imagens que denomina de Universo, nada poderia ser produzido de novo, a não ser exclusivamente por imagens particulares, cujo referencial é dado pelo corpo. Retornemos aos conceitos bergsonianos: "Matéria é o conjunto de imagens". Percepção de matéria são essas mesmas imagens relacionadas à ação possível de uma certa imagem determinada: Meu Corpo.

Essas propostas de Bergson tornam possível a compreensão da relação corpo-espírito, pois criam a possibilidade da consciência, que é o instante em que todas as imagens regulam-se por uma única imagem centralizadora, que é o da imagem corporal. A consciência corporal como central única de todas as imagens. O corpo como depositário de memórias. A caracterologia reichiana ou caracterologia psicossomática sendo possível de ser articulada na clínica. A proposta da consciência subjetiva surge por meio do resgate da memória, que é o elo mantenedor do espírito com a matéria.

O pensamento filogenético de Bergson

A filogênese somente pode ser creditada sob a perspectiva da memória. A transmissão da hereditariedade pelo ato de recordar a existência. Os passos graduais de cada etapa filogenética somente são possíveis desde a perpetuação da memória. Cada parte mnêmica vem carregada de suas particularidades impressas na memória da menor partícula celular, e esta é transmitida na escada evolutiva. A memória nunca se perde. Ela perpetua-se em cada passo evolutivo. Demarca a trajetória em cada passo, a memória nos conduziu até o instante atual. É irreversível, e não se perde infinita trajetória da existência do universo.

Bibliografia

ABBAGNANO, NICOLA. *Dicionário de filosofia.* São Paulo, Mestre Jou, 1970.
BERGSON, HENRI. *Matéria e memória.* São Paulo, Martins Fontes, 1990.
DIEL, PAUL. *O simbolismo na mitologia grega.* São Paulo, Attar Editorial, 1991.
REICH, WILHELM. *Análise do caráter.* São Paulo, Martins Fontes.

XIX
Em Cima do Telhado

E disse à minha família: este 31 de dezembro vou passar sozinha. Participo da festa, beijo todos vocês, mas à meia-noite quero estar só. Passei maravilhosamente só, em cima do telhado. Estávamos numa praia maravilhosa em Búzios, e eu subi no telhado da cobertura do barco. E lá de cima avistei mais próximo as estrelas, a Lua, o som do mar, o cheiro de vida que sempre me acompanhou. Eu e a vida, o mar e eu.

Esse relato da noite de *reveillon* é de uma mulher próxima dos cinqüenta anos, que me procurou há dois anos com uma queixa clara e dura: "sou alcoolista. Meu psicanalista, com quem estou há cinco anos, indicou-me um psiquiatra, já conversou com meu marido, estão decididos a me internar. Telefonei para Alca e ela profetizou: procure o Carlos, ele entende de cariocas!' Bebo um a dois litros de vinho diariamente. Estou assim...".

Seu relato era duro e sincero; sob um profundo sofrimento, escondia-se uma mulher vivaz. Sua arte era correspondida, as pessoas a procuravam dando um excelente retorno profissional, seu sucesso ia desde as capas de revistas até a televisão. Seu rosto envelhecido, carcomido de álcool e melancolia a tornava uma bruxa velha, o inchaço desfigurava aquela bela mulher, adiposando-se na dor de um história triste.

Quem dizia isso eram seus olhos tristes, escavados nas noites de pesadelo, no fumar descontínuo, na solidão triste de uma infância que trazia a história de um bebê abusado por uma outra alcoolista: sua mãe.

Tinha nojo de sua boca comendo descontrolada de bêbada, seus cabelos em desalinho, seu pijama sem fim percorrendo os salões de um apartamento falido. "Meu pobre pai, antes de tudo um bravo, dava-me o afeto diante daquela megera desalmada. Maltratou-me como pôde. Humilhou-me. Empobreceu-nos. Eu de tradicional família de avós, tios e outros tantos enlouquecidos de nobreza navegava solitária nos colégios de fina flor. Aprendi rápido francês, não tinha mãe, teria cultura. Desenvolvi o aprendizado na couraça reichiana da sobrevivência. Formei-me ao redor de amigas riquíssimas de mães não-alcoolistas."

Ajude-me: "Tenho medo do que posso estar fazendo de mal a meus filhos. Mas eu os protejo de mim!" Quando enlouqueço e me embriago procuro fazer em silêncio, mas leio nos olhinhos deles a pena de si e de mim, o abandono de uma mãe descontrolada que não se basta. Não quero repetir. Não tenho o direito de destruir o que mais quis, meus filhos. Preciso do álcool. Preciso sentir-me preenchida. Não da babaquice que o apaixonado do meu psicanalista interpretava: "Você precisa sentir-se prenchida, por mim... o blá blá blá mal compreendido da transferência. Eu sinto um vazio aqui no meu estômago, não na minha xota. Ele nunca entendeu. Lia a mima sobre os livros de Freud, quero de você uma compreensão de carioca. Ser preenchida não sei do quê?" Não me venha com as babaquices do meu analista antigo: teu buraco feminino e quimbaus... Ser preenchida de quê?

...o imigrante é antes de tudo um forte!

Sou uma mistura da decadência aristocrática do velho Rio mais a força nortista de meu querido pai. É dessa força que saiu essa imigrante nordestina que abandona a decadência carioca e vem para esta terra estranha paulista. Paguei a taxa de imigrante. Você foi o único analista que me entendeu na qualidade de carioca vindo a um outro país. Sempre te falei que não gosto daqui, dos costumes, das pessoas, da rede social que não consegui inserir-me. Por preconceitos tanto de vocês quanto dos meus. Ganhei dinheiro, muito dinheiro, que no velho Rio não teria sido possível. Você um italianinho carioca. Você compreende as mazelas paulistas e as dificuldades de inserção territorial. Como você me disse, por usa alta taxa e imigração como descendente de italiano. Vocês vieram há cem anos e eu estou chegando agora. Não quero justificar minhas bebedeiras ao choro da terra perdida, mas "os pássaros que aqui gorjeiam não gorjeiam como os de lá...".

Minha amiga quando te procurou se autoclassificou como portadora de uma depressão climática e você compreendeu. "Ah! nasci com os horizontes infindos, a linha do horizonte acabava-se no confronto dos mares, aqui nos cinzas da parede vizinha, minha terra tem palmeiras onde canta o sabiá, os pássaros que aqui gorjeiam não gorjeiam com os de lá!".

"Você me diz que busco no Rio os mares que me abençoam. Sou só imagens desses abraços, sinto-me nos mares envolta em plâncton, com o pôr-do-sol abençoando minhas braçadas. Sou praias verdes de uma infância perdida. Você me diz também que vivo a mentira de uma ilusão. Senti ódio momentâneo de tua fala. Porém, é preciso, como no mito da Verdade e Mentira, colocar-me lado a lado. Elas não podem caminhar juntas. Bebo, escondo, trapaceio, sofro, desejo ser preenchida por um amor que como você me ensinou jamais foi correspondido. Sim, reconheço minha mãe louca. Perdôo-a reconhecendo as misérias vãs de uma avó também louca. Só faltava o chicote dependurado às saias da arrogância aristocrática. Incrível Briganti, perdoar minha mãe é um sentimento de preenchimento.

Recordei neste momento Manuel Bandeira:

Aceitar o castigo imerecido,
não por fraqueza, mas por altivez.
No tormento mais fundo o teu gemido
Trocar num grito de ódio a quem o fez.
Morrer sem uma lágrima, que a vida
não vale a pena e a dor de ser vivida.

Álcool por água, para leite...

Aceitei a proposta de trocar. Bebo três, quatro litros de água por dia, e uma ou duas taças de vinho branco por dia quando tudo corre bem. Há dias que despenco, aí encho a cara, vou para um litro. Desde aquela sessão em que eu, sob o toque de suas mãos, fui permitindo-me entrar em regressão. Era necessário o toque para permitir a viagem. Você foi um grande companheiro nas viagens infindas de um inconsciente de bebê que surgia. Incrível, Briganti, meu corpo sem minha obediência retorcia-se sobre o colchonete, e lá estava um bebê magro, feio, escurecido de verde à espreita da morte.

Recordação: de Bergson sobre a materialidade e memória. No corpo inscreve-se o precipitado básico da memória afetiva. Será sobre essa matriz que se desenvolve toda a estrutura mnêmica do indivíduo. O corpo é o precipitado do inconsciente. E sob o toque no corpo ressuscita a imagem guardada entre nuances de um afeto nunca esquecido.

Enconberto pelo encouraçamento de uma existência. Regredimos no presente a angústia que sempre esteve desde os primeiros momentos de uma passado chamado distante. Tenho certeza de que ele já sabia o que encontraria. Uma mãe bêbada. Pariu-me bêbada, mesmo que naquele dia não bebesse, a bêbada me pariu, e eu nasci bêbada. Compreendo melhor, Briganti, quando você me diz que o desespero do encontro de um amor levou-me a identificar-me simbioticamente com mamãe. O desespero do medo de morrer de falta de amor foi tão grande que o bebê só tinha uma escolha: identificar-se com o agressor — viva Anna Freud — bebi o que pude. O teu truque proposto da substituição do álcool pelo gesto da mamadeira de água está dando certo. O preenchimento de um leite perdido. O espaço de um esôfago que buscou na intimidade de seu corpo o acalanto de uma bêbada que não pôde acalentar seu bebê. Pobre mamãe. Eu a odiei por tantos anos, e precisei viajar na viagem imaginária de um corpo para resgatar-me no bebê esverdeado de amor. Briganti, até hoje minha barriguinha que surge no baixo ventre está saltitante e plena. O *hara*, o centro de energia ressurgiu em nossa viagem de regressão. Obrigado por ter sido minha mamãe ou uma parteira italiana daquelas antigas. Cheia de carinho e amor em seu trabalho. Ah! esse Reich..."

Paris, com filhas.

Estou-lhe telefonando para dizer que você foi uma gracinha comigo na última sessão. E fico sensibilizada quando me tratam assim, gostaria de te agradecer uma vez mais. Obrigada.

Recordo do mestre Rodrigué: "sonho de um final de análise ou final de um sonho de análise". Briganti, sonhei com vacas gordas holandesas cheias de tetas e leites. Ontem estive na casa de uma cliente do interior e lá no pasto ela se absurdou do quanto eu gostava daquele cheiro de mijo, bosta e leite. Elas, sob o cheiro de vida, pastavam doces com seus rebentos. Desnecessário interpretar meu desejo de mãe. Briganti, quero de você um outro favor. Acho que preciso nesse momento de um encontro com uma mulher. Só tive analistas homens.

A obviedade do desejo do sonho sinal ou sonho final demarcava nosso limite naquele momento de nosso trabalho. Estabelecia-se sob as tetas fartas de leite o pedido de um bebê em busca de uma outra reparação maior. A de um enontro com a mulher. O estar frente à frente ou colo a colo dispostas a trocar confrarias femininas que somente mulheres juntas o sabem.

Precisa-se: de uma terapeuta, com mais de cinqüenta, afetiva, resolvida com seus homens, que tenha parido e padecido de amor, com seus filhos, seus namorados, maridos ou amantes. Que tenha sofrido a desilusão da profissão e reencontrado-se nela com humildade. Que não seja dona de uma linha de trabalho ortodoxa-verdade qualquer. Que veja na mulher o desespero de uma cura. Se ela for possível, que venha. Sem a frescura imposta pelo Freud de que não se trata, de que não se cura, de que processo interminável. As mazelas de Freud para com os médicos são compreensíveis dentro de sua história, mas contaminaram o consultório no azedume do desafeto. Na assepsia que mata na falta. O lugar do morto deve ser e estar vivo!

XX
Um Pouco de Sexualidade Psicossomática

A sexualidade é impregnada por uma vasta concepção mística. Criou-se a partir desta mistificação sempre alicerçada sobre as estruturas e doutrinação das *Incorporações* reconhecidas como *Religiões*, que impõem um complexo ativo de uma particularíssima ética. A ética sexual construiu-se sob essa linha de conduta e comportamento a ser obedecido. A ética religiosa sempre é: *obedecer sempre*, ou em caso de transgressão dessas obediências, receber o sofrimento de penas arbitradas pelo divino e eternas.

Esta forma de *Incorporação ética* criou no *Homo sapiens* dois corpos: o *Corpo Orgânico* e o *Corpo Místico*. Essa díade, incapaz de um único acordo entre si, criou o homem dividido em sua essência. A sexualidade foi a chave mestra escolhida para instaurar e instrumentalizar a base desagregatória do *Homo sapiens* para os séculos que se seguiram.

Instaurou os princípios ético-morais de nossa civilização: por meio dela que o homem dito santificado diferenciou-se do homem comum ou pecador...

O misticismo, quando transposto do cálido crepúsculo do mito e da ficção para o frio foco da razão e do fato, geralmente deixa pouca coisa que o recomende. Sua linguagem, a menos que ressoe no interior de seu próprio círculo mágico ou místico, parecerá muitas vezes pobre e até ligeiramente tola, e suas metáforas mais intrigantes e imagens mais extravagantes, quando privadas de suas asas iridescentes, podem facilmente lembrar a visão patética e lamentável do Albatroz de Baudelaire. (p. 17)

O misticismo perde a magia do mágico, ou o encanto de encantar quando retirado de sua natividade, de seu tempo ou seu espaço. Quem de nós se atemoriza misticamente, hoje, ao olhar frente a frente as múmias dos faraós que repousam inertes, inofensivas de magia, sob o controle de umidade e luz, sob vidros translúcidos à prova de choque nos museus? Esses guardam sob o olhar curioso do visitante, o outrora mágico e divino. Aos faraós, aos profetas, aos infinitos místicos-poder restou tão-somente a história de um passado, sob a óptica do refletir a razão na longa trajetória do *Homo sapiens*, em sua luta cotidiana, muitas vezes desesperada em reconhecer-se humano.

Foi transcrito ao folclore uma trajetória dos poderes infantis que se transformou ao nomeado *"poder sobrenatural"*. Era uma vez, um verdadeiro império que habitava as margens de um rio; durou milênios, todas as milhares de pessoas que ali habitaram acreditaram, tinham fé inabalável, ofereciam ritos e rituais, respeitavam os intermediários do divino ou sacerdotes, naquele homem que não era homem, que era divino, que era filho do Deus Sol... nomeava-se faraó.

Suas crenças ou magias em tentativas de encarcerar a alma em um corpo extraordinariamente embalsamado foi *verdade* durante milênios. Hoje redunda no respeito da eterna infantilidade do humano, que demora o tempo necessário para desvencilhar-se das amarras de uma história que será perpetuada em lendas, tendo como prioridade o acalentar os corações eternamente angustiados do sobrevivente humano.

Um dia ouviremos dos confins do futuro uma outra mesma história: Era uma vez uma crença que dizia que ao peregrinar o caminho do Caminho de Santiago de Compostela...

....

As instituições religiosas, todas e quaisquer, funcionam pelo legislar a ética humana. Sacralizam o humano como divino, como herdeiro do divino, como em débito eterno como o divino — essa estratégia perpetua todas as religiões no poder. Exemplo retirado de Ernest H. Kantorowics.[1]

[...] não poderia ser mais intrigante que encontrar a abreviação INC. — usual nas empresas e demais sociedades anônimas — vinculada à venerável comunidade fundada por São Benedito no

Rochedo de Montecassino as congregações monásticas eram, de fato, constituídas como corporações, que o mesmo era verdade para as dioceses da Igreja Católica Romana [...]".

Essa imensa e legislada incorporação instituiu-se e consolidou-se sob a Fé, absurdos e ilógicos são seus dogmas. Criando nas mentes dos seguidores o filho da Fé: o Fanatismo, sinônimo da perda da capacidade reflexiva. É particularmente fácil compreender o motivo da perda da consciência — são vários os momentos em que isso se dá, como exemplo elegemos um: o Medo Infantil. Medo da perda do contato com o Papai bondoso do Céu, com a Mamãe Virgem no Céu, com a perda do contato do Filho, também Virgem no Céu. A longa jornada em direção ao caminho pós-morte é o do encontro de uma família em Paz, Harmonia e Bem Aventurança: *Without Sex*! Sem sexo! Completamente diferente de nossa família animal de seres humanos.

Como administrar no corpo do Darwiniano Homo sapiens, com suas testosteronas, progesteronas, a potência instintual da perpetuação da espécie, se o caminho do destino deferido é alocado como imediatamente após a morte alcançado: desde que seja Sem Sexo. Sem sexo implica, como é ensinado pela Igreja Católica Apostólica Romana Inc.: sem sexo nas palavras; sem sexo nos pensamentos, sem sexo nas ações!

As tentativas de diferenciar-se do Darwiniano humano vão surgindo: jejum. O *Homo sapiens* precisa alimentar-se: os mais próximos do divino nem tanto. Comem vegetais. Abdicam da carne. Não comem. Flagelam-se: os *Homo sapiens* têm dor, gritam sob a chibata, as imolações, os andares sobre brasas, os mais próximos do divino não. Os *Homo sapiens* despertam-se sob o olhar fascinante de uma mulher bonita e sensualizada, o impulso da carne aflora os instintos, o desejo animal do Darwiniano homem surge; os mais próximos deste divino não: tornam-se castos. Não olham para as mulheres, não as tocam, não dançam. Expressam quando as incorporações assim o permitem: o desafogo espermático numa fêmea para a criação de uma prole. O desespero apavorante cerceado da eterna angústia de amar um humano, e deixar naqueles instantes o amor dividi-lo com o amor devotado ao divino eleito ou a outro divino a devir eleito.

Quantas satisfações são proibidas
aos reis para que os súditos se alegrem! [...]

Que espécie és tu de deus, para sofreres muito mais
do que os teus adoradores a condição humana

Shakespeare, *Ricardo II*

Adendo: Pensem por que a Incorporação se autodesignou de Igreja Católica Apostólica ROMANA? Pois Roma, daquela época, estava como encontra-se NOVA YORK para nós gentios do mundo de hoje. Os palestinos, hebreus, gregos etc., todo mundo antigo desejoso de ser Romano tinha uma única oportunidade de alcançar o Reino Terreno ou Roma. Não poderia ser pelo embate frontal com a VII Frota da época. As centúrias, os séculos de exercícios bélicos tornavam Roma imbatível. A única possibilidade: pelos Atos dos Apóstolos. A crença na eleição direta de uma escolha divina e o contato com Deus — dificílimo, pelas metáforas audiovisuais. Toda a dificuldade e absurdo da comunicação alicerçam o impossível de ser conhecido, ou divino. Creio porque absurdo é a máxima.

....

Dezembro, 1896. Freud publica *Origines*, cria a aliança com o movimento de estudo da sexologia na Europa daquele momento. Seu pensamento vem acompanhando as ondas de um movimento europeu, que refletia, estudava, questionava as questões da "ordem" sexual. Havia uma norma ou ordem. Havia um preestabelecido do "normal" e do "anormal". A psicanálise rompe com o positivismo aliado da teologia, e entroniza para sempre as relações entre as questões de sexualidade, perversão sexual e as psiconeuroses com o inconsciente.

Os escritos freudianos e todo o primeiro grupo de companheiros agnóstico-psicanalistas trazem à tona a desordem primeira que constrói o homem: o poli-morfo-perverso. Freud política e sabiamente apropria-se de velhos termos como *libido, componentes instintivos, zonas erógenas, auto-erotismo* e *narcisismo*. Freud agente. Freud agenciador. Freud parte do coletivo. Ele realizou um notável feito que, pelas circunstâncias originais da civilização ocidental, gerava um paradoxo: a necessidade de dar um grande destaque à sexualidade. Concomitantemente cometia um terrível erro: dar um grande destaque à primazia da sexualidade.

Para a utilização pré-freudiana do termo **libido**, ver Benedikt (1868: 448-54), em que a palavra aparece nove vezes em sete páginas,

Meynert (1890: 195), Kraft-Ebing (1889: I-6), Moll (1891: 123-39), e, para exemplo adicional, Ellemberger (1970: 303, 328).

A noção de que a libido consiste de "impulsos (*drives*) componentes (*komponenten*)" pode ser encontrada, entre outras fontes, nos escritos de Moll (1879b: 29) e Bloch (1902-3, 2: 189,192). Freud (1905d) posteriormente referiu-se aos **Partialtriebe** (traduzir como " instintos componentes") da libido, bem como a **Komponenten** libidinais. A noção de zonas erógenas vem do francês. Ernest Chambard (1881:65) parece ter sido o primeiro a falar de centros erógenos (**centres érogènes**) no sentido freudiano, e forneceu uma descrição abrangente dessas zonas. Féré (1883: 131) posteriormente enfatizou a semelhança entre tais *zones érogénes* e as conhecidas *zones histérogénes* de Charcot, uma analogia que o próprio Chambard aparentemente não percebeu. Ver também Binet e Féré, *Le magnetisme animal* (1887: 112) e Kraft-Ebing, *Psychopathia Sexualis* (1886 e edições posteriores: Seção II, "Fatos Fisiológicos"). Para uma resenha histórica abrangente dessa última derivação em termos, ver Kern (1975: 130-131) e Havelock Ellis (1928: 7: II – 20). Foi Ellis quem introduziu os termos "auto-erotismo" e "narcísico" na descrição de certos aspectos da atividade sexual normal (Ellis 1898a). Nacke (1899b: 375) posteriormente traduziu o conceito de Ellis – narcisismo – para o alemão como **Narcismus**, referindo-se, o que Ellis não fizera, a certas formas de perversão sexual. Freud adotou esse termo em cerca de 1910 (por exemplo, *Três ensaios*, 1905d, S.E., 7:145n; nota acrescentada à segunda edição). Desconhecido por Ellis, Nacke e Freud, Alfred Binet (1887: 264 n.) precedeu a todos eles comparando certos fetichistas que escolhem a si próprios como seu objeto sexual preferido, como a famosa fábula de Narciso.

O notável feito foi o de revelar a veracidade das questões sexuais que invadiam há muitos séculos a clínica médica. Rompe com o delírio de que criança morta é transubstanciada em anjo. O defeito: fortalece a primazia sexual, promove a antítese do jogo teológico-eclesiástico-derivados.

Historicamente, é compreensível o destaque naquele momento da primazia da questão sexual. A sexualidade está intimamente ligada ao sagrado. Recordemos que a Deusa Católica Apostólica é Virgem. A Virgem transmite a mais-valia santificada, da não-mácula sexual, o permanecer imaculada transmite o valor maior, imputado à não-sexualidade.

Esta é uma longa história que se perde nos escritos primeiros do povo e crenças judias. O mito de Eva ou da mulher que seduz ao homem Adão. Pelo poder sexual-sedutório da mulher, o homem perde sua condição de habitante do Paraíso. Sexualidade como sinônimo do nãoconvívio com o divino. Deus não permitindo o contato sexual no Paraíso. Deus não permitindo a mulher sedutora. Deus não permitindo o homem seduzir-se pela mulher. Paraíso local da não-erotização, daí a crença crédula no pecado Original, de Origem sexual...
Histórias de um povo que se consolida sob a forma da Fé na credibilidade que é a abstinência sexual; o distanciamento da mulher santifica o corpo, aproxima do divino. O filho do homem não nasce de uma relação entre um homem e uma mulher. O filho do homem não procria. Em sua curta permanência aqui na Terra passa por todos os desejos e perversões humanos, sangra em suor de medo, sente ódio e raiva chicoteando mercadores, sente medo, sente sentimento de abandono pelo pai... Não sente o desejo pela fêmea filha de Eva. Não cometeu a sedução. Não seduziu. Não realizou o ato sexual. Isso não era divino. Jesus igual a mãe, Virgem.

Toda a história do mundo judaico-cristão-islâmico e filiais é cercada de todas as violências cometidas contra as mulheres ou filhas de Eva. Precisa-se perguntar o porquê?

Quando Freud, Jung e Ferenczi dirigiram-se aos EUA, do convés Freud, olhando o continente americano aproximar-se, disse a seus, então, amigos: "Eles não sabem a peste que estão importando...".

Antonin Artaud, em seu texto "O teatro e a peste", auxilia-nos na questão colocada por Freud: "Santo Agostinho em *A Cidade de Deus* acusa essa semelhança entre a peste que mata sem destruir órgãos e o teatro que, sem matar, provoca no espírito não apenas de um indivíduo, mas num povo as mais misteriosas alterações".[3]

Igual analogia pode ser efetuada entre o texto de Artaud e os primeiros passos do ex-revolucionário Freud. A peste antes de produzir o cadáver exaltava a falência dos costumes. Emerge durante a peste o caráter escondido do humano, as mortes desejadas, as sevícias, as curras, os assassinatos, o roubo, a sexualidade em desespero irrompendo por poros ainda em vida na mesma sintonia que o ódio, a avareza, a inveja, a... alma humana. Pelas emanações pestilentas vê-se a alma humana ou polimorfoperversa.

"Se o teatro essencial é como a peste, não é por ser contagioso, mas porque, como a peste, ele é a revelação, a afirmação, a exteriorização de um fundo de crueldade através do qual se localizam num indivíduo ou num povo todas as possibilidades perversas do espírito."[2] (p. 24)
Por que considero um desvio de trajetória freudiano o dar à sexualidade o lugar de primazia? No mesmo instante que reconheço ter sido impossível a Freud sê-lo de outra forma. Contra a castidade e ogeriza sexual imposta à cultura judaico-cristã-islâmica etc. tinha de ser explicitado e posto em evidência o sexual. Mas não devemos incorrer atualmente no erro grosseiro de no oposto nos igualarmos à oposição.

A sexualidade é apenas e tão-somente mais um fluxo, apenas mais um fluxo na imensidão de fluxos que constroem o humano. Que se entrecruzam com outros fluxos numa rede infinda de construções inacabadas. Sempre um por devir.

Exemplo de sexualidade ou num arroubo de poesia, um exemplo de Espinoza (*Deus sive Natura* ou seja: *Deus ou Natureza*): O beija-flor e a flor. O pássaro que com seu bico e asas em helicóptero, pousa nos genitais das flores a caminho do encontro de outras flores e de outros beija-flores. O pássaro devir flor. A flor devir pássaro. Ambos numa rede infinda de laços na construção de um corpo destituído da clássica organização corpórea, que se caracterizava por primárias. O beija-flor a flor da flor. A flor as asas do beija-flor. É a poesia concreta de um corpo sem órgãos. Organismo não-instituído. Pássaro-flor-passáro-flor... um devir. A sexualidade não restrita aos gametas, aos órgãos reprodutores, ao desejo. A sexualidade expandida nas asas dos ventos de um beija-flor...

Só há *intermezzo*, *intermezzi*, com focos de criação.[1]

Gilles Deleuze: "[...] as pessoas estão sempre no meio de um empreendimento, onde nada pode ser assinalado como originário. Sempre coisas que se cruzam, jamais coisas que se reduzem. Uma cartografia, jamais uma simbólica".[2]

....

O sexo presente em abstinência. Sexo abstinente, qual escada de Jó a caminho dos divinos céus. Para vencer o sagrado sexo abstêmio, somente a construção de um herói. O herói, ou mito, é: Freud.

O Prazer não necessita de passaporte, dizia Foucault. Ou em nossa linguagem, Prazer não necessita de Carteira de Identidade.

Por isso escrevemos assim. Citando. Compondo acordes outrora ouvidos. Imaginando criar o já criado. Relendo. Recriando vida as re-

leituras. Participando do ser coletivo. Os conceitos escorregam-se entre si. A história dos conceitos agenciando-se qual grama. Nascendo. Ramificando-se. Entrelaçando-se. Criando e gerando continuamente sujeitos que se restauram em suas identidades. Cada qual portando sua participação brilhante, como mais uma radícula de um amplo gramado. Gramado que cresce em espaços vazios. Preenchendo desertos, retirando-os do vazio deserto do eu solitário. Invadindo florestas. Desde que haja uma possibilidade, ramifica-se. Sempre há...
A idéia gramínea afasta o Mito de Herói. Todo ser humano destacável ou destacado foi em sua trajetória brilhante em muitas considerações, medíocre em outras, insosso noutras. A universalidade do Bem em todas as empreitadas é resquício da religiosidade, que imputa sem perguntar ao humano o Divino fantasiado.

Somos todos humanos ou graminídeos, com bulbos, roubos, colagens, mentiras, tesões, trabalhadores, inspirações, cagadas homéricas, parciais, algumas vezes democratas, outras vezes déspotas, outras vezes quase humanos.

Sulloway faz um brilhante trabalho de compilação sobre o desenvolvimento da psicanálise, e como foi relatado a história da psicanálise para além da lenda. Seguindo os passos da montagem:

Denúncia à montagem da construção de um Mito. O mito do herói Freud. Um Mito é necessário para a fundação de uma crença: A verdade é. O perseguido. O predestinado. O sábio. O Erudito. O criador. O único a desvendar o Inconsciente. O descobridor.

O consumidor angustiado de cocaína. O que escreveu sob o efeito alucinógeno da droga. O angustiado de sexo. O pobre com projetos de riqueza e poder. O que cortava as cabeças mais pensantes que dele se aproximassem e o pusessem em xeque. Ah! Salomé de mim ou de Tausk? O suicído de Victor. O que se permitiu ficar rodeado de puxa-sacos. O que desejava a cunhada. O homem humano, demasiadamente humano Freud humano, não servia ao projeto religioso-mítico da montagem de uma Instituição. Sobre aquele outro o lado, talvez o mais romântico dos humanos, foi necessário ser deixado de lado.

A crença no mito. A crença na interpretação. A crença na ordem infinita de uma rede de significantes que terá o significante único, frio e distante, inacessível. A rede concêntrica de redes em círculo, círculos após círculos, numa equação matemática infinita, inacessível. Déspota. Um significado a um significante a um outro significante a um outro significado a um outro significante... infinito ou análise interminável...

A instauração do poder. O poder: como você ainda não se analisou com o Didata Fulano De Tal Etc.? "A história da filosofia sempre foi o agente de poder na filosofia, e mesmo no pensamento. Ela desempenhou o papel de repressor: como você quer pensar sem ter lido Platão, Descartes, Kant e Heidegger, e o livro de fulano ou sicrano sobre eles? Uma formidável escola de intimidação que fabrica especialistas do pensamento, mas que também faz com que aqueles que ficam fora se ajustem ainda mais a essa especialidade da qual zombam".[1] (p. 21)

A psicanálise entrona Freud como o vencedor de um destino deferido. "Segundo Freud é a deixa cópia bíblica..." Chegou até a libido humana. Traz à tona a emergência de uma vitória: torna visível o sexo, a sexualidade. Ao mesmo tempo, paradigmaticamente, torna-se presa de uma turba que se apossa do triunfo: somos donos de uma nova verdade. O homem carrega consigo a sexualidade infantil eterna. A psicanálise redunda o homem à eterna condição cabalística da inacessibilidade. O desvendar contínuo e ininterrupto. As sessões podem desenvolver-se infinitas na ordem rítmica de uma sessão cabalística: as interpretações são poderosamente infinitas... Segundo Freud...

A libertação do homem com a denúncia da sexualidade aprisiona Freud em sua própria sexualidade. O homem que desvenda a sexualidade como fonte energética, denuncia-se ao mundo: *não faço mais sexo desde os quarenta anos de idade*. O que Freud queria dizer com essa frase. Aproximava-se do mundo dos castos? Desejava diferenciar-se dos homens de quarenta abandonando o sexo? Qual dos santos homens conseguiria a esperançosa sublimação? Freud enovelava-se numa auto-armadilha ou recaía nos antigos conceitos dos homens castos como diferenciados dos mortais? Freud produzia-se como mito...

O homem Freud, como todos os mortais, envolveu-se com um enorme projeto: o da desmistificação da sexualidade num mundo europeu judaico-cristão. A Deusa virgem. O filho do homem virgem. Os santos castos. O poder Romano Católico a toda. Freud como todos nós humano, demasiadamente humano... e sexualizado.

Leiamos os passos da montagem que Sulloway[4] efetua da montagem histórico-mítica de Freud:

1. A "história" das idéias sobre a histeria masculina desenvolvidas por Freud foi duramente rejeitada. Este episódio marca o início do isolamento da vida científica do Vienense.

Função: como a legitimação do mito do herói. Como uma legitimação da teoria "psicológica" (ponto de vista do francês Charcot) sobre as estéreis doutrinas somáticas da medicina germânica.

2. Que Ana O. estava completamente curada de sua histeria por Breuer; que ela era um caso "clássico" de histeria.
Função: como legitimação da eficácia do método psicanalítico em primeiro lugar, e mais paradigmaticamente, um caso histórico.

3. Que a causa da doença de Ana O. fora percebida por Breuer como de natureza sexual — como fora dramaticamente revelado para ele pelos fantasmas de Ana O. de gravidade e sua relação de transferência para com ele; Breuer interrompeu seu atendimento com Ana O; e mais tarde cancelou estes achados não informando a Freud. (Este mito é uma mistura de verdades parciais.)
Função: como legitimação da natureza sexual da histeria.

4. Que as idéias de Joseph Breuer sobre histeria eram muito mais fisiológicas do que as de Freud.
Função: como legitimação de um nascimento de identidade de Freud, como um "puro psicologista"; como uma destruição do racionalismo filosófico de Breuer, tais como as diferenças que tinha com Freud sobre as relações de mente-corpo e sobre a teoria da histeria; como uma terapia contra a introdução de premissas biológicas na psicanálise.

5. Que o "tímido" Breuer rompeu com Freud, quando considerou ser impossível aceitar a etiologia sexual das neuroses.
Função: etc.

....

Congresso de Caracas: entusiasmado pelo entusiasmo de um velho colega recém-lacaniano, dirigimo-nos até este ponto latino-americano. Lá estaria Lacan. O velho sábio psicanalista revolucionário releitor freudiano viria até a América Latina. O hotel lotado de argentinos e brasileiros, lacanianos obviamente. Aguardávamos ansiosos o discurso do mestre Jacques Lacan.

Guardo desse encontro, desse momento histórico, duas passagens que para mim eternizaram-se em meu ser. Dizia mais ou menos assim, "[…] soube que existem muitos lacanianos aqui na América Latina. Eu não sou lacaniano. Gostaria muito de conhecer um lacaniano. E dirigindo-se para a platéia: há algum lacaniano aí na platéia? (E todos os lacanianos presentes na platéia não se manifestaram…)

A outra parte eternizada foi quando o dr. Jacques Lacan pedia que todos saíssem de sua *école*. E ria, com a voz semi-rouca, saindo das profundezas da dor e do conhecer. Saíssem de sua escola e do seu rabo. Os lacanianos até hoje continuam lacanianos, menos o dr. Lacan. Eu, após esse discurso; antecipei minha viagem para Nova York; os teatros e suas fantasias da Broadway são no mínimo mais autênticos, talvez porque representam comicidades ou trágicos humanos. Lacan sabia um agente. Sabia-se uma continuação de um obra que teve início num dia longínquo, de memória mantida nas fantasias dos sonhos. Lacan se autodenominava, um releitor das obras de Freud, um agenciador, uma máquina operatriz de um projeto. Uma radícula a mais. Não desejava manter-se perpetuado na clausura de mais uma instituição, nem de vir a ser utilizado pelos "lacanianos" de plantão para faturarem sobre seu cadáver Inc. Lacan morreria pouco tempo depois em Paris.

Bibliografia

1. KANTOROWICS, ERNST H. *Os dois corpos do rei*: um estudo sobre teologia política medieval. São Paulo, Cia. das Letras, 1998.
2. DELEUZE, GILLES & PARNET, CLAIRE. *Diálogos*. Tradução de Eloisa Araujo Ribeiro. São Paulo, Escuta, 1998.
3. ARTAUD, ANTONIN. *O teatro e seu duplo*. São Paulo, Martins Fontes, 1993.
4. SULLOWAY, FRANK J. *Beyond the Psychoanalitic Legend*. Basic Books Inc. Publishers. Nova York.

Comentário de José Carlos Riechelmann, médico ginecologista-obstetra e sexologista. Terapeuta sexual, mestrando em Obstetrícia na Escola Paulista de Medicina, Unifesp. Presidente regional (São Paulo) e vice-presidente nacional da Associação de Medicina Psicossomática, presidente do Departamento de Sexualidade Humana da Associação Paulista de Medicina e supervisor de Grupos Balint no Curso Oficial de Psicossomática da ABMP-SP.

Fevereiro de 1999

Caríssino amicci Carlos R. Briganti,

Minha gratidão pelo honroso prazer do convite para parceiro neste ato de criatividade que é a produção desse capítulo.

Na função de obstetra, me é cotidiana a experiência de ajudar vir à luz o fruto da criatividade biológica das pessoas: seus filhos! Na função de dirigente da Associação Brasileira de Medicina Psicossomática também freqüentemente vivo o prazer obstétrico-símile de ajudar vir à luz o fruto da criatividade intelectual de nossos associados: seus livros! Mas não é todo dia que sou convidado para participar da própria experiência criativa em si, precedendo e muito o momento do parto.

Já vivi o prazer de escrever sozinho capítulos inteiros para livros de outros amigos. Prazer intelectual masturbatório-símile, pois sem compartilhamento.... Não deixou de ser muito bom..., mas achei seu convite de criação compartilhada particularmente mais excitante!

O presente capítulo nasce como fruto e como exemplo prático daquilo que me parece seja o conceito mais amplo, profundo e atualizado de sexualidade humana: O COMPARTILHAMENTO PRAZEROSO DA VIVÊNCIA CRIATIVA!

Muito me alegrou encontrar no seu próprio texto elementos que apóiam firmemente esse meu ponto de vista. Senão, releia um especial parágrafo do seu texto. Por importante que é, tomo a liberdade de transcrevê-lo:

> *Por isso escrevemos assim. Citando. Compondo acordes outrora ouvidos. Imaginando criar o já criado. Relendo. Recriando vida às releituras. Participando do ser coletivo. Os conceitos escorregam-se entre si. A história dos conceitos agenciando-se qual grama. Nascendo. Ramificando-se. Entrelaçando-se. Criando e gerando continuamente sujeitos que se restauram em suas identidades. Cada qual portando sua participação brilhante, como mais uma radícula de um amplo gramado. Gramado que cresce em espaços vazios. Preenchendo desertos, retirando-se do vazio deserto do eu solitário. Invadindo florestas. Desde que haja uma possibilidade, ramifica-se. Sempre há [...].*

Caro amigo, confesso nunca antes ter lido, condensada num único parágrafo, uma alegoria tão brilhante e eloqüente da sexualidade humana. É um conceito que vai para muito além dos conceitos psicobiológicos da resposta sexual e da reprodução, muito embora contenha-os. Sem escrever a palavra "sexo", você manifestou com rara inspiração o conteúdo de sexualidade que existe nas vivências humanas, tomando o ato da criatividade intelectual por mero exemplo. Entendo que essa é a essência daquilo que é mais especificamente humano no conceito de sexualidade. Libido não se manifesta só na cama! Se me permite a paráfrase, penso que a vivência corporal genital da sexualidade é apenas e tão-somente mais uma possibilidade na imensidão de possibilidades que a sexualidade humana.

Recorro à origem da palavra sexo, do latim sexus, *que significa dividido, partido, seccionado*. Daí nos vem a imagem de objetos parciais que, ao interagirem, dão origem (geram, criam) um terceiro objeto, até então inexistente. Nesse sentido original da palavra, sexualidade é a condição daquele que é sexuado, ou seja, daquele que possui a capacidade potencial de integrar-se a outro num ato criativo capaz de fazer surgir o novo, o terceiro até então inexistente. Esse terceiro elemento pode ser infinitas possibilidades: um filho, um livro, uma empresa, uma jogada vitoriosa no futebol, um projeto de pesquisa, um projeto de vida, um trabalho escolar etc.

Refleti muito sobre sua definição de sexualidade como sendo "apenas mais um fluxo na imensidão de fluxos que constroem o humano". Ao final, me pareceu que nossas concepções são muito similares em essência, diferindo mais marcadamente na terminologia. Você toma o termo sexualidade *no sentido estrito freudiano, abandona-o, e insere o termo fluxo como substituto*. Eu prefiro redefinir o próprio termo sexualidade, *sem abandoná-lo, mas tomando-o num sentido ampliado, em que as relações de gênero ocupam um espaço bem pequeno*. Fica aqui minha dúvida se o conceito de *"fluxo"* não estaria por demais distante da dimensão biológica da pessoa, a ponto de ficar desconectado dela.

Caro Briganti, vejo como especialmente importante no parágrafo transcrito acima a passagem: "[...] Entrelaçando-se. Criando e gerando continuamente sujeitos que se restauram em suas identidades. Cada qual portando sua participação brilhante, como mais uma radícula de um amplo gramado [...]". *Ela expressa a idéia fundamental de que o ato criativo inerente à sexualidade humana não implica obrigatoriamente o conceito de fusão e conseqüente aniquilação das identidades individuais das partes, mas sim nos conceitos de integração/interação/geração, sem perda das identidades individuais e com o surgimento do novo como terceira identidade.*

A partir de sua peculiar óptica iconoclasta, meu caro Briganti, *você se diverte e me fascina ao colocar-se respeitosamente em posição análoga ao daquele menino que, na fábula :"A Roupa Nova do Rei", enquanto todos estavam a admirar e elogiar a inexistente nova roupa, grita a plenos pulmões: "O rei está nu! O rei está nu!"*. Fica abalada a autoridade do rei ao destruir-se o mito sobre a qual ela se sustenta. No seu texto você desmitifica e abala não só a autoridade do "rei" Incorporação Religiosa – como também a autoridade do "poderoso inimigo do rei" – Freud.

Seu texto é marcante pela densidade. Demonstra sua já conhecida erudição, numa linguagem reflexiva e sofisticada, boa para o leitor mais experiente, nem tanto para o leitor iniciante. O conteúdo é muito rico na análise da disputa de poder entre CULTURA JUDAICO-CRISTÃ X PSICANÁLISE, tendo a SEXUALIDA-

DE como palco e como objeto dessa luta e O PODER DO MITO como arma. É rico também na apresentação de sua concepção pessoal da sexualidade humana. Numa primeira leitura do capítulo fiquei gratificado pelo que pude aprender. Após algumas releituras percebi que o título "Um Pouco de Sexualidade Psicossomática" gerou em mim, a partir de minha própria concepção do termo "Psicossomática", uma expectativa que não encontrou satisfação no conteúdo do texto.

Concebo a Psicossomática a partir de uma óptica BIOPSICOSSOCIAL, INTERDISCIPLINAR e DINÂMICA. Isto implica a minha expectativa de encontrar no conteúdo do seu texto um maior detalhamento acerca das conexões interdisciplinares e os modos de interação dinâmica entre as dimensões biológica, psicológica e social da sexualidade. Aprendi e fiquei satisfeito com a análise sobre a construção do mito e seu poder na luta pelo poder sobre a sexualidade. Mas você não se deteve para falar de sua visão sobre como o poder do mito se traduz para a dimensão do corpo biológico. Se me permite a paráfrase, diria que você quase incorreu num "desvio de trajetória freudiano-símile", ao dar a primazia para os aspectos PSICOSSOCIAIS num texto que se propunha PSICOSSOMÁTICO.

Senti falta de ler suas considerações sobre como os mitos, tanto os religiosos quantos os freudianos, instituem juízos de valor que regulam o grau de aceitação/ rejeição da pessoa tanto na dimensão do convívio social quanto na dimensão intrapessoal, criando maior ou menor grau de conflito com o ego ideal e o ideal do ego. As vivências de auto e hétero aceitação/rejeição traduzem-se em variáveis graus de integração/conflito interno. Via sistema límbico, a tensão emocional traduz-se em impulsos elétricos e secreções bioquímicas, correspondendo a fenômenos biológicos de maior ou menor secreção de neurotransmissores envolvidos nas sensações de prazer/sofrimento (adrenalina, noradrenalina, serotonina, anandamida etc.), bem como no equilíbrio neurovegetativo simpático/parassimpático, determinando maior ou menor grau de eficiência e eficácia das funções orgânicas.

É importante notar que, a partir da dimensão valorativa ético-moral da pessoa, o grau de eficácia do controle biológico é diretamente proporcional ao grau de obediência aos ditames do mito. Daí a importância do parágrafo em que você define o fanatismo como o estado de ausência da capacidade reflexiva e, por que não dizer, da consciência crítica, caracterizando o grau máximo de obediência ao poder das corporações míticas. O indivíduo fanático é o exemplo vivo do grau máximo de controle que o componente ético-moral da pessoa pode ter sobre o componente biológico, a ponto de desencadear estados de prazer perante a obediência, bem como graves estados de sofrimento orgânicos e/ou psíquicos perante a transgressão, que podem por vezes evoluir até à morte, dependendo das predisposições que o componente genético e inato da pessoa tenham estabelecido para o órgão ou aparelho alvo da somatização.

Enfim, a visão-psicossomática nos permite ver que prazer ou sofrimento, se definidos como puramente somáticos ou puramente psicossociais, não passam de concepções meramente ideológicas. De fato, tanto prazer quanto sofrimento são fenômenos da totalidade da pessoa, integrando componentes socioculturais, psíquicos e biológicos num fenômeno único.

Caro Briganti, não posso concluir sem lhe fazer justiça. Você tomou o cuidado de inserir no título do capítulo a expressão "Um Pouco". E o "pouco" que você escreveu na verdade foi muito, e foi brilhante. Creia que minha admiração pelo seu trabalho foi o que me levou a desejar mais e mais.

Um forte abraço.

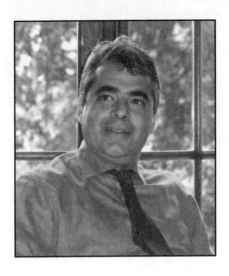

Carlos R. Briganti

Médico formado pela Santa Casa de São Paulo, especializou-se em psiquiatria. Aluno da primeira turma do curso de psicanálise do Sedes Sapientiae, em 1968, fundou e dirigiu o Núcleo de Estudos em Psicologia e Psiquiatria (NEPP). Nessa época conheceu os emigrados da Escola Psicanalítica Argentina e seus revolucionários de *Plataforma*, entre os quais o dr. Gregório Baremblitt, com quem fez terapia e, posteriormente, iniciou seus estudos sobre Deleuze, Guattari, Castel e Basaglia, entre outros.

Com Martha Berlin, que o apresentou ao trabalho que ela realizara com seu companheiro Emilio Rodrigué, "el brujo", deu continuidade ao seu processo terapêutico. Foi fundador e diretor do Ágora, Centro de Estudos Neoreichianos, em que constituiu um departamento de psicossomática. Com sua colega do Ágora participou de viagens "aventurodidáticas" que o levaram à ex-Tchecoslováquia e à Alemanha, país no qual permaneceu por doze anos, exercendo prática clínica e atividades docentes.

Membro de várias entidades internacionais de psicossomática, é autor de *Corpo virtual* e *Corpo e amor*, ambos publicados pela Summus Editorial. Atualmente dedica-se ao Movimento Interdisciplinar de Psicossomática — MIP, que propicia suas reflexões e do qual é fundador.

Impresso em off set

Rua Clark, 136 — Moóca
03167-070 – São Paulo – SP
Fones: (011) 6692-7344
6602-2226/6692-8749

com filmes fornecidos pelo editor

— — — — — — — — dobre aqui — — — — — — — — — — — —

ISR 40-2146/83
UP AC CENTRAL
DR/São Paulo

CARTA RESPOSTA
NÃO É NECESSÁRIO SELAR

O selo será pago por

summus editorial

05999-999 São Paulo-SP

— — — — — — — — — dobre aqui — — — — — — — — — — —

summus editorial
CADASTRO PARA MALA-DIRETA

Recorte ou reproduza esta ficha de cadastro, envie completamente preenchida por correio ou fax, e receba informações atualizadas sobre nossos livros.

Nome: _____ Empresa: _____

Endereço: ☐ Res. ☐ Coml. _____ Bairro: _____

CEP: _____ - _____ Cidade: _____ Estado: _____ Tel.: ( ) _____

Fax: ( ) _____ E-mail: _____

Profissão: _____ Professor? ☐ Sim ☐ Não Disciplina: _____ Data de nascimento: _____

1. Você compra livros:
☐ Livrarias ☐ Feiras
☐ Telefone ☐ Correios
☐ Internet ☐ Outros. Especificar: _____

2. Onde você comprou este livro? _____

3. Você busca informações para adquirir livros:
☐ Jornais ☐ Amigos
☐ Revistas ☐ Internet
☐ Professores ☐ Outros. Especificar: _____

4. Áreas de interesse:
☐ Educação ☐ Administração, RH
☐ Psicologia ☐ Comunicação
☐ Corpo, Movimento, Saúde ☐ Literatura, Poesia, Ensaios
☐ Comportamento ☐ Viagens, Hobby, Lazer
☐ PNL (Programação Neurolingüística)

5. Nestas áreas, alguma sugestão para novos títulos? _____

6. Gostaria de receber o catálogo da editora? ☐ Sim ☐ Não

7. Gostaria de receber o Informativo Summus? ☐ Sim ☐ Não

Indique um amigo que gostaria de receber a nossa mala-direta

Nome: _____ Empresa: _____

Endereço: ☐ Res. ☐ Coml. _____ Bairro: _____

CEP: _____ - _____ Cidade: _____ Estado: _____ Tel.: ( ) _____

Fax: ( ) _____ E-mail: _____

Profissão: _____ Professor? ☐ Sim ☐ Não Disciplina: _____ Data de nascimento: _____

summus editorial
Rua Cardoso de Almeida, 1287 05013-001 São Paulo - SP Brasil Tel (011) 3872 3322 Fax (011) 3872 7476
Internet: http://www.summus.com.br e-mail: summus@summus.com.br